W0187464

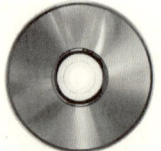 Begleitend zur Buchreihe „Stark werden" ist im Felsenfest Musikverlag die CD „Auf meinem Weg" von Christoph Glumm erschienen. Sie enthält alle in diesem Buch zitierten Lieder und ist im Handel unter der ISBN 978-3-942781-14-5 oder über www.kawohl.de erhätlich.

Bestell-Nr.: RKW 5001
© 2012 by Kawohl Verlag, 46485 Wesel
Verlag für Jugend und Gemeinde
Alle Rechte vorbehalten

Titelfoto: Fotolia / C. Delbert
Cover-Gestaltung: Dietmar Reichert, Dormagen
Lektorat und Satz: RKW
Druck und Verarbeitung: CPI books, Ulm

ISBN 978-3-86338-001-4   www.kawohl.de

Stark werden

Christoph Glumm

Signale

der Seele verstehen

kawohl

Inhaltsverzeichnis

Teil 3: WAS KANN ICH TUN?

Vorwort

Die Signale der Seele gehören zum Alltag. Jeder Mensch ist ihnen bereits begegnet. Sie zeigen sich beispielsweise in Form von Krankheitssymptomen oder einer Inneren Erschöpfung. Sie machen sich durch Ängste, Ahnungen, „Bauchgefühle" oder auch durch Träume bemerkbar und haben eins gemeinsam: Sie fordern uns auf, das eigene Leben genauer zu betrachten, dort Dinge zu korrigieren und Einstellungen zu ändern. Sie warnen uns vor krankmachenden Umständen und helfen uns dabei, gesund zu bleiben.

Leider haben viele Menschen verlernt, die Seelensignale bewusst auch als solche wahrzunehmen. Doch das können Sie ändern und werden dabei erstaunliche Entdeckungen machen. Mit vielen praktischen Tipps, nachvollziehbaren Beispielen und persönlichen Erfahrungen möchte dieses Buch Ihnen dabei helfen und Sie einen Schritt in Richtung Ihrer Problemlösung weiterbringen.

Rein medizinisches Fachwissen bildet zwar nicht den Schwerpunkt im Buch, wird aber nachvollziehbar einbezogen, wenn es im Text dem allgemeinen Verständnis dient. Wer diesbezüglich ein Thema vertiefen möchte, findet in den Fußnoten Hinweise auf weiterführende Literatur.

Eine Besonderheit meiner Bücher, sind die darin enthaltenen Lieder. Ich habe sie häufig in Momenten geschrieben, in denen mir der Blick auf mögliche Auswege verbaut war. Wie Tagebucheinträge mitten aus einer schweren Lebensphase ergänzen sie den Text auf eine sehr emotionale Art und Weise. Die Lieder wurden von Hans Werner Scharnowski produziert und sind auf der *CD „Stark werden. Auf meinem Weg"*, erschienen im Felsenfest Musikverlag, erhältlich.

Ihnen, die Sie dieses Buch lesen, wünsche ich viele positive Impulse, neue Aspekte und Gedanken, die helfen, das eigene Leben wieder kraftvoll in die Hand zu nehmen.

Auch diesem zweiten Band, der CD und der gesamten Reihe „Stark werden" wünsche ich eine weite Verbreitung. Es würde mich sehr freuen, wenn sie zu Mutmachern für Menschen in einer schweren Lebensphase werden könnten.

Dr. med. Christoph Glumm

Teil 1: KÖRPER UND SEELE

Ein Signal der Seele – Was ist das?

Diese Frage stellte mir ein Patient in meiner Praxis. Wir saßen im Sprechzimmer und ich erklärte ihm die Ergebnisse aller bei ihm durchgeführten Untersuchungen. Vor einigen Tagen war er mit Beschwerden gekommen, die ihn seit Monaten zunehmend belastet hatten. Ich war nicht der erste Arzt, den er diesbezüglich bereits aufgesucht hatte. Keiner meiner Kollegen hatte bisher eine körperliche Ursache gefunden. Als Beweis hierfür lagen zahlreiche Berichte vor mir auf dem Schreibtisch. Auch meine eigenen Untersuchungen hatten keine krankhaften medizinischen Befunde gebracht, die das Unwohlsein erklären konnten. Rein körperlich betrachtet war dieser Mensch gesund. Aber so fühlte er sich eben nicht – er fühlte sich krank: *„Irgendetwas stimmt nicht mit mir! Da müssen Sie doch was machen können!"*

Diese Aufforderung des Patienten an mich war und ist durchaus nachvollziehbar. Denn schließlich läuft es üblicherweise genau so: Man geht mit einem Symptom zum Arzt, der findet eine körperliche Ursache, verordnet ein Medikament, die Beschwerden verschwinden und man kann sein alltägliches Leben weiterführen. Aber dieser „unkomplizierte Normalverlauf" tritt eben nicht immer ein. Die Therapie bleibt erfolglos. Die Tabletten wirken nicht oder nur kurzfristig und immer wieder treten dieselben Symptome auf. Der gewohnte Alltagstrott kommt nicht mehr in Gang. Der eigene Körper fordert einen Menschen auf, innezuhalten, ruhig zu werden und nachzudenken. Offensichtlich ist ein ganz anderes – also kein körperliches – Problem für die Beschwerden verantwortlich. Das ist zunächst einmal schwer verständlich und sowohl für den Patienten als auch für den Arzt, der ebenfalls gerne die schnelle Problemlösung liefern würde, eine unbefriedigende Situation.

Im *Arzt-Patienten-Verhältnis* kann es nun „kriseln". Im schlechtesten Fall verlässt der Patient die Praxis, um bei einem anderen Kollegen zum wiederholten Mal die ganze Untersuchungsprozedur – wahrscheinlich wieder ohne ein fassbares Ergebnis – von Neuem durchführen zu lassen. Es kann aber auch anders laufen: Patient und Arzt erkennen die Situation als *Krise* und damit als *Wendepunkt*, die eine Chance in sich trägt – denn nichts anderes bedeutet dieser Begriff. Wenn das gelingt, bekommen die weiteren Gespräche und der Behandlungsverlauf eine neue Richtung. Von nun an ist der Arzt nicht mehr der allein Handelnde, an den der Patient sein Problem einfach abgibt. Der Patient wird zum gleichberechtigten Partner, der sich aktiv mit sich selbst auseinandersetzen muss und somit sein eigener Therapeut wird. Der Arzt hat dabei eine unterstützende Funktion, indem er bestimmte Prozesse in Gang setzt, beobachtet und Hilfestellungen gibt.

„Könnte es nicht sein, dass es sich bei den Symptomen um ein Signal Ihrer Seele handelt?", lautet daher meine Frage. „Gibt es eine besondere Stresssituation oder einen bestimmten Umstand in Ihrem Leben, der Sie belastet? Vielleicht möchte Ihnen Ihre Seele genau das bewusst machen und dabei helfen, etwas zu ändern, *bevor* Sie dauerhaft und körperlich nachweisbar schwer erkranken?"

Mit diesen Fragen sind wir auch schon mitten im Thema. Denn es gibt nicht nur den *Körper,* es gibt auch die *Seele.* Diese Tatsache ist schon sehr lange im religiösen, philosophischen und mythologischen Denken der Menschheit verankert. Leib und Seele sind untrennbar miteinander verbunden. Das zeigt sich in den Schöpfungsberichten der unterschiedlichen Kulturen – so auch in der Bibel.

Dort heißt es in *1. Mose 2,7: Und Gott der Herr machte den Menschen aus einem Erdenkloß, und er blies ihm ein den lebendigen Odem in seine Nase.*

Und also ward der Mensch eine lebendige Seele.
(nach Luther 1912)

Dieser symbolisch zu verstehende Bericht macht deutlich: Die Seele sitzt nicht irgendwo getrennt an einem bestimmten Ort oder in einem Körperteil des Menschen – der Mensch wird durch die Verbindung von Körper (dem „Erdkloß") und den lebendigen Geist Gottes zur Seele. Der Mensch lebt, weil er Seele ist, indem er die Lebenskraft in sich trägt. Es gibt also keine Trennung zwischen Körper und Seele – sie sind eins. Und das eine hat immer Auswirkungen auf das andere. Ist die Seele krank, zeigt sich das im Körper und umgekehrt.

Damit haben wir auch eine Antwort auf unsere Frage: *Signale der Seele* sind z.B. die sogenannten *psychosomatischen Krankheitssymptome* – also körperlich wahrnehmbare Beschwerden, für die sich bei der ärztlichen Untersuchung keine körperlichen Ursachen finden lassen. Es gibt darüber hinaus aber noch andere Signale. Dazu zähle ich die *Träume*, die *Ahnungen*, *Bauchgefühle* und *Eingebungen*, aber auch eine beginnende *innere Erschöpfung*, einen immer wiederkehrenden *Montagsblues*, bei dem man sich bereits am Wochenanfang vor allen möglichen Aufgaben fürchtet oder aber die nicht fassbaren und ungerichteten *Ängste* – sie alle können *Signale der Seele* sein. So unterschiedlich sie auch in Erscheinung treten, haben sie eins gemeinsam: sie fordern uns auf, das eigene Leben genauer zu betrachten und Änderungen im Alltag vorzunehmen wo es möglich ist bzw. die eigenen Einstellungen zu ändern, wenn sich eine Situation eben nicht ändern lässt. Sie warnen uns vor krankmachenden Umständen und helfen uns dabei, gesund zu bleiben.

Diese Tatsache sollte uns Menschen wieder bewusst werden. Glücklicherweise wird es das auch. Ich erkenne, dass Ärzte, Therapeuten und die Patienten sich diesem Thema öffnen. Nach einer Phase des immensen technischen Fortschrittes in der Medizin mit vielen segensreichen Errungenschaften und zahlreichen Spezialisierungen, in der fast alles machbar erschien und in der man den Schwerpunkt der Behandlung fast ausschließlich auf den Körper legte, hat sich in den vergangenen Jahrzehnten wieder eine andere Sichtweise durchgesetzt, die das alte Wissen über die Einheit von Körper und Seele auch beim Thema Gesundheit wieder mehr in den Mittelpunkt rückt.

Der Begriff der *Seele* ist eher dem religiösen Umfeld zuzuordnen. Im Gesundheitswesen definiert man sie anders. Hier spricht man z. B. von der *Psyche*. Dieser Begriff stammt aus dem

Altgriechischen und wurde bereits damals in einem sehr umfassenden Sinn verstanden, der den ganzen Menschen beschrieb. Übersetzt bedeutet Psyche soviel wie *Atem / Hauch* oder auch ich *atme / hauche / lebe,* was eine interessante Parallele zum Schöpfungsbericht ist. Außerdem ist in der Medizin von dem *Bewusstsein* und dem noch größeren Part des *Unbewussten* die Rede, die zusammen mit dem Körper die *Einheit Mensch* bilden. Deren gutes Zusammenspiel sorgt für das Wohlbefinden und die Gesundheit und hat deshalb eine große Bedeutung.

Lassen Sie uns nun gemeinsam mit diesen Begriffen arbeiten, die verschiedenen *Signale der Seele* genauer betrachten und Strategien entwickeln, wie wir sie für unser Leben positiv nutzen können. Vielleicht sehen Sie nach dem Lesen dieses Buches die eigene Befindlichkeitsstörung oder eine problematische Lebenssituation in einem anderen Licht? Vielleicht finden Sie sogar ohne fremde Hilfe einen Weg, wie Ihr Problem zu lösen ist? Sollten Sie sich aber in einer Sackgasse befinden und keinen Ausweg sehen, dann rate ich Ihnen, das Gespräch mit anderen Menschen zu suchen oder die Hilfe eines Therapeuten in Anspruch zu nehmen. Hier kann der Hausarzt zur ersten Anlaufstelle werden.

Ganz persönlich

Die in diesem Buch beschriebenen und teilweise unkonventionellen Sichtweisen haben *mir* geholfen einen Ausweg aus einer schwierigen Situation zu finden. In diesem Buch werde ich an einigen Stellen beispielhaft davon berichten. Es gibt Ereignisse und Zeiten im Leben, da kann es sehr hilfreich sein, die eigenen gewohnten Pfade zu verlassen und ohne Vorurteile auch einmal ungewöhnliche Wege im Denken auszuprobieren.

Neue Wege

Wage neue Wege.
Mach das Herz weit auf.
Wachse über den Verstand.
Heb ab in den Himmel,
immer höher, immer weiter – lös das Band!
Denke über Grenzen.
Die Gewohnheit hat viel Platz,
schaff freien Raum,
neue Dimensionen.
Nie Gehörtes zuzulassen – sich was trauen.

Grenzenlos – offen sein, klarer Sinn.
Mit Geduld – Wissen wächst innen drin.

Öffne Kopf und Seele.
Mach die Tür weit auf.
Gib den Schlüssel aus der Hand.
Schaue aus dem Fenster.
Richte deinen Blick zum Licht –
weg von der Wand!
Fühl die Welt in Welten.
Sieh nicht nur bis an den Rand – am Horizont.
Stelle weiter Fragen:
Wo geht's hin –
und ob da draußen jemand wohnt.

Grenzenlos – offen sein, klarer Sinn.
Mit Geduld – Wissen wächst innen drin.

Das Bewusste und das Unbewusste

Diese Begriffe hat jeder schon gehört. Für das Verständnis dieses Buches ist es wichtig, dass wir dasselbe meinen. Daher werde ich kurz in die Theorie einsteigen. Danach geht es dann wieder praktisch weiter.

Der Arzt Carl Gustav Jung hat einmal gesagt: *„Das Bewusstsein ist nur eine kleine Insel im großen Meer des Unbewussten."*[1] Dieses Bild ist sehr passend. Es veranschaulicht eindrücklich, dass das von uns Menschen viel gepriesene Bewusstsein gar nicht an erster Stelle steht. Es ist der deutlich kleinere Teil dessen, was den Menschen als Einheit aus Körper, Unbewussten und Bewussten ausmacht. Darauf aufbauend entwickelte Jung vor ca. 100 Jahren zusammen mit Sigmund Freud – und anderen – verschiedene Methoden, um die Psyche

---

1 C. G. Jung: Das C.-G.-Jung-Lesebuch. Ausgewählt von Franz Alt. Zürich / Düsseldorf: Walter Verlag 1998, Seite 104.
C. G. Jung (1875-1961) war Psychiater in der Schweiz und entwickelte die analytische Psychologie. Von 1907-1914 arbeitete er mit Sigmund Freud, dem Begründer der Psychoanalyse, zusammen.
Weitere Buchempfehlungen: C. G. Jung: Erinnerungen, Träume, Gedanken von C. G. Jung. Aufgezeichnet und herausgegeben von A. Jaffé. Olten / Freiburg i. Br.: Walter Verlag 1992.
Siegfried Ehlhardt: Tiefenpsychologie. Eine Einführung. Stuttgart: Kohlhammer Verlag 2011.

begreifen und auch behandeln zu können. Sie stritten bei der Frage, was die *Seele* des Menschen denn nun wirklich sei. Aber sie waren sich einig, dass es neben dem *Bewusstsein* das *Unbewusste* gibt. Dieser Gedanke war damals geradezu revolutionär. Denn das Wissen über die Einheit von Körper und Seele war in Vergessenheit geraten und das Vertrauen in die Möglichkeiten der Technik und in die Überlegenheit des Verstandes prägte das Weltbild. Sie machten sich mit dieser Idee daher wenig Freunde – stießen doch ihre Forschungen das sogenannte intelligente Denken und Handeln vom Thron der Alleinherrschaft über die Lebensgestaltung.

Sie entdeckten, dass wir im täglichen Leben überwiegend von unserem Unbewussten bestimmt werden. Das Bewusste und das Unbewusste bilden dabei eine unteilbare Einheit. Beide kommunizieren miteinander und tauschen ständig Informationen aus. Zwischen ihnen gibt es kein statisches Verhältnis. Genau wie das Bewusstsein, so ist auch das Unbewusste nichts Ruhendes. Es ist lebendig und verändert sich. Haben z. B. bestimmte Bewusstseinsinhalte ihre Intensität oder Aktualität verloren, versinken sie im Unbewussten, d. h. wir vergessen sie. Wir können auch besonders schlimme Erlebnisse in das Unbewusste *verdrängen*, um im Alltag weiter lebensfähig zu sein. Durch diesen Trick – oder besser gesagt Schutzmechanismus – werden diese aber leider nicht ausgelöscht. Die verdrängten Erlebnisse sind, ebenso wie das Vergessene, immer noch vorhanden und wirken auf der unbewussten Ebene weiter. Aus dem Unbewussten tauchen im Gegenzug immer wieder neue Vorstellungen und Tendenzen auf, die dann in das Bewusstsein übergehen. In diesen Fällen sprechen wir von Einfällen, Ideen, Ahnungen, Bauchgefühlen oder Impulsen. Wie Jung es formuliert, ist das Unbewusste gewissermaßen der *Mutterboden*, aus dem das Bewusstsein wächst.

Das Bewusstsein kommt also nicht als etwas Fertiges auf die Welt. Im Gegenteil: *Anfangs ist es überhaupt noch nicht vorhanden!* Wir beginnen unser Leben als Kind in einer Phase der Unbewusstheit. Zwar sind hier bereits außerordentliche psychische Vorgänge zu beobachten, in denen wir ein erstaunliches Erfahrungslernen an den Tag legen und eine im späteren Leben nicht mehr zu erreichende Beweglichkeit bzw. Formbarkeit der Psyche in uns tragen, dennoch ist das noch kein Bewusstsein. Hiervon sprechen wir erst, wenn das Kind anfängt „*Ich*" zu sagen. Ab diesem Punkt entwickelt sich das Bewusstsein durch den Zusammenschluss von Fragmenten. Einmal in

Gang gesetzt, zieht sich dieser Prozess durch das ganze Leben. Zwar wird er mit dem Alter langsamer, kommt aber nie ganz zum Stillstand. D.h. es werden ständig feste Zusammenhänge zwischen dem Ich und den bisher unbewussten psychischen Vorgängen hergestellt. Damit werden diese vom Unbewussten abgeschieden, um in das Bewusstsein zu wechseln.

Das Bewusstsein ist also ein Produkt des Unbewussten. Es ist folglich *nicht* der vermeintlich wichtigere Teil, wie allgemein angenommen wird. Diese Erkenntnis bereitet uns, ähnlich wie den Menschen zur Zeit *Jungs,* immer noch Schwierigkeiten. Das Unbewusste wirkt schwammig, nicht greifbar und undurchschaubar. Es entzieht sich der Kontrolle. Das Bewusstsein hingegen *ist* greifbar. Wir erleben und leben es täglich. Die über unsere Sinnesorgane von außen aufgenommenen Informationen erscheinen uns daher realer, als die in uns entstandenen.

Es ist richtig, dass das Bewusstsein unsere Handlungen bestimmt und über die Sinneseindrücke ein Bild in uns über die Welt um uns herum formt. Was wir wahrnehmen und wie wir es verarbeiten, abspeichern und bewerten, wird jedoch durch das Unbewusste gefiltert. Es bildet in uns den *Realitätsrahmen* – entstanden durch angeborene oder erworbene Einstellungen, Gewohnheiten, der Kultur mit ihren Gesetzen und Regeln, der Erziehung usw. – durch den die Eindrücke eingeordnet werden.

Ein und dieselbe Umgebung oder Situation wird also von verschiedenen Menschen je nach deren *Realitätsrahmen* auch unterschiedlich wahrgenommen und beurteilt. *Die Welt ist also nicht so wie sie ist, sondern wie wir meinen oder gelernt haben sie zu sehen.*[2] Und diese subjektive Sicht auf die Welt ist folgerichtig bei jedem individuell verschieden.

Diesen sehr wichtigen und interessanten Aspekt, sollten wir mit in den Alltag nehmen! Viele zwischenmenschliche Probleme werden dadurch in ein ganz anderes Licht gerückt und lassen sich vielleicht sogar vermeiden. Dieses Wissen hilft uns, den Standpunkt eines anderen Menschen zunächst einmal verstehen zu wollen, bevor wir in die Konfrontation gehen. Vermutlich werden wir unser Leben damit friedvoller und harmonischer gestalten können!

Auf die Fähigkeit bewusst zu planen, zu denken und zu handeln sind wir Menschen besonders

---

2 Gerald Hüther: Die Macht der inneren Bilder. Wie Visionen das Gehirn, den Menschen und die Welt verändern. Göttingen: Vandenhoeck & Ruprecht 2004.

stolz. Wir meinen damit alles in der Hand zu haben, fühlen uns als der Chef im eigenen Haus und wiegen uns in scheinbarer Sicherheit.

Das ist beruhigend und eigentlich ist an dieser Vorstellung auch nichts auszusetzen. Im Normalfall können wir gut damit leben. Wenn dieser „Normalfall" aber plötzlich nicht mehr vorliegt, wenn die *Einheit aus Körper, Bewusstem und Unbewusstem,* also der Mensch, wahrnimmt, dass im Leben eben nicht alles *so* läuft, das es dem Wohlbefinden und der Gesundheit dient, dann möchte das Unbewusste dem Bewusstsein diesen Umstand auch mitteilen. Der vermeintliche „Chef im Haus" soll schließlich darüber informiert sein. Genau das geschieht mit Hilfe von *Signalen der Seele.* Sie lassen uns ein Problem bewusst als solches erkennen. Dann können wir gegensteuern und etwas ändern.

Doch gerade bei dieser wichtigen Kommunikation gibt es häufig Probleme. In einer immer noch vom sachlichen Verstand und dem technischen Fortschritt geprägten Gesellschaft, hat unser Bewusstsein die *Sprache des Unbewussten* verlernt. Wir können die Botschaften der Seele nicht mehr wahrnehmen oder nur noch bruchstückhaft übersetzen. Selbst wenn sie überdeutlich und nachdrücklich sind, erreichen die Mitteilungen den Empfänger nicht. Chronische Kopf-, Rücken- und Magenschmerzen, Muskelverspannungen, Herzbeklemmungen, Aggressivität, Angst, Depression, Schlafstörung oder Nervosität bleiben ungehört.

Das können wir ändern!

Das Unbewusste bei der Arbeit

Es gibt Situationen, da bleibt uns das Unbewusste nicht verborgen. Da wird es direkt erfahrbar:

Sie sitzen z. B. im Auto und sind auf dem immer gleichen Weg zur Arbeit. Sie kennen die Strecke in- und auswendig. Jeder Baum, jede Ampelphase ist Ihnen vertraut und Sie erwarten nichts Unvorhergesehenes. Das Auto fährt sich wie von selbst und plötzlich gehen Ihre Gedanken ganz eigene Wege. Ihnen kommt vielleicht ein Gespräch vom Vortag in den Sinn. Sie denken an den Traum der letzten Nacht oder suchen nach der Lösung für ein Problem. Das passiert einfach so und ohne Vorankündigung. Obwohl Sie mit Ihren Gedanken gar nicht richtig bei der Sache sind, gelingt die Autofahrt fehlerfrei. Es kann sogar passieren, dass Sie wie geplant ankommen, die für die Strecke benötigte Zeit aber als ungewöhnlich kurz wahrgenommen haben. Sie verging wie im Flug. Auch erinnern Sie sich nicht mehr an die Einzelheiten des Weges. Was ist passiert? Warum haben Sie diese Fahrt auf einmal so anders erlebt? Die Antwort ist: Ihr Bewusstsein hat sich kurzzeitig beurlaubt und das Unbewusste übernahm die Kontrolle.

Ähnliches passiert beim Wachwerden, in diesem *Zustand zwischen Tag und Traum*, in dem sich das Bewusstsein zwar auf dem Weg zum Dienstbeginn befindet, aber noch nicht an seinem Arbeitsplatz angekommen ist. Oder kurz vor dem Einschlafen, wenn ·das Bewusstsein sich endlich zur Ruhe begeben möchte und *abschaltet*, steht sie ohne Vorankündigung glasklar vor Ihren Augen: die Idee für das neue Projekt, wegen dessen Sie der Chef seit Wochen drangsaliert.

Alles das verdeutlicht: Auch wenn unser Bewusstsein eine Pause macht, ist unser Unbewusstes äußerst aktiv. Es schläft nie und arbeitet immer. Diese Tatsache können wir zunehmend *bewusst* in den Alltag integrieren. Wenn unsere Antennen wieder auf das „große Unbewusste" ausgerichtet sind, werden wertvolle Informationsquellen angezapft und Verbindung zu Bereichen in und um uns herum aufgenommen, die über das rein rationale Wissen und materielle Leben hinausreichen.

Gott und das Unbewusste

Ich glaube an Gott. Ich glaube an ihn als die Macht, die Kraft und die Liebe, die über allem steht oder besser gesagt: in allem ist. Alles, was wir mit unseren menschlichen Sinnesorganen wahrnehmen, aber auch das, was wir nicht wahrnehmen, trägt seinen schöpferischen Geist in sich. Das ist die Grundvoraussetzung für alles Dasein und für das Leben. Der anfangs zitierte Vers aus dem Schöpfungsbericht (1. Mose 2,7) hat uns gezeigt: Körper und Seele sind eine Einheit. Gottes Geist ist überall in dieser Einheit. Dafür sind weder ein bestimmter Ort, noch ein besonderes Körperteil und auch nicht *nur* das Bewusstsein vorgesehen.

Ein Teil von Gott ist auch in unserem Unbewussten. Da das Unbewusste den bedeutend größeren „Platz" einnimmt, wird der göttliche Anteil dort eine nicht zu unterschätzende Bedeutung haben. Damit ist das Unbewusste selbst ein Teil von Gott. Wir können es daher als ein Empfangsorgan für Nachrichten aus der himmlischen Welt nutzen, die den übrigen, dem Bewusstsein zugeordneten, menschlichen Sinnesorganen nicht zugänglich sind. Unter diesem Gesichtspunkt betrachtet, können *Signale der Seele* auch Botschaften aus diesem göttlichen Bereich sein, die uns helfen das Leben gelingen zu lassen und die richtigen Entscheidungen zu treffen.

Ich wollte immer wissen, wie Gott mir mitteilt, was *Er* von mir möchte und welchen Weg ich an bestimmten Weggabelungen des Lebens einschlagen soll. Sicherlich bietet sich die Bibel als Richtschnur an. Sie berichtet davon, wer Gott ist, wie er handelt, welche Vorstellungen er hat und was zu tun oder zu lassen ist. Aber dieses Wissen alleine hat mir in ganz konkreten Problemsituationen nicht immer weitergeholfen. In den Jahren als unsere Tochter sehr schwer an einer Leukämie erkrankte und in denen wir oftmals lebenswichtige Entscheidungen bezüglich einer weiteren Therapie treffen mussten, habe ich unter dieser scheinbar fehlenden eindeutigen Wegweisung sehr gelitten.[3] Ich hätte gerne wie die Menschen, von denen die Bibel berichtet, einen Engel gesehen, der zeigt was zu tun ist. Oder eine Stimme gehört, die sagt wo es lang geht. Aber das geschah leider nicht.

Also haben wir – und viele Menschen mit uns – für unser Kind gebetet. Natürlich haben wir auch unseren Verstand eingesetzt und alle zu Verfügung stehenden Fakten als Entscheidungshilfen gesam-

---

3 Christoph Glumm: Wenn das Leben kopfsteht. Friesenheim: mediaKern 2010.

melt. Aber zunächst einmal haben wir an diesem Punkt erneut unser Leben unter Gottes Führung gestellt und um seine Hilfe gebeten. Und die kam auch!

Wir fanden z. B. genau zum richtigen Zeitpunkt sehr nützliche Informationen. Wir hatten Ahnungen und Bauchgefühle, die uns in bestimmte Richtungen lenkten. Wir bearbeiteten im Traum unsere Entscheidungsprozesse und durchlebten dort auch Lösungsmöglichkeiten. Meine Frau und ich waren ständig im Gespräch. Wir brachten uns gegenseitig auf den neuesten Stand unserer Erfahrungen und Gedanken. Und es wurden uns zur passenden Zeit Menschen über den Weg geschickt, die mit ihren Gedanken, ihren Ideen und ihrem Handeln wesentlich an dem bisher positiven Krankheitsverlauf unserer Tochter beteiligt waren. Das alles waren keine Zufälle. Hier hat Gott gehandelt!

Leider erkennen wir Menschen diese Zusammenhänge häufig erst im Nachhinein. Die entscheidenden Punkte im Leben lassen sich in der Regel nur rückblickend verbinden. Wir dürfen aber darauf vertrauen, dass sie sich zu einem Bild fügen werden. Selbst dann, wenn wir in einer leidvollen Situation meinen, führungslos durch die Dunkelheit zu irren. Aufgrund meiner eigenen Erfahrungen möchte ich Ihnen daher Mut machen, nicht aufzugeben, nicht zu verzweifeln, nicht das Vertrauen über Bord zu schmeißen und weiter mit Gott zu reden.

Ich sage damit nicht, dass es die in der Bibel überlieferten sicht-, hör- und greifbaren göttlichen Offenbarungen nicht gibt. Daran glaube ich auch, denn *„Es gibt mehr Ding im Himmel und auf Erden, als eure Schulweisheit sich träumt"*, wie Shakespeare seinen Hamlet sagen lässt. Aber ich denke, dass es sich dabei nicht um eine alltägliche Erfahrung handelt. Vielleicht sind sogar manche Berichte der Bibel, in denen es heißt „... und Gott sprach zu dem Menschen ..." so zu verstehen, wie ich es erlebt habe? Als Botschaften, die ihren Ursprung im Unbewussten haben.

Für mich sind die Gebete *das* tragende Fundament, auf dem alles andere aufbaut. Und das trifft gerade in einer schwierigen Lebenssituation zu. Daher lautet meine Empfehlung: Suchen Sie einen Kreis, in dem für und miteinander gebetet wird. Dadurch lassen sich auch sehr dunkle Lebensphasen und schwierige Entscheidungen meistern. Gerade in diesen Situationen habe ich gelernt, auch auf Intuitionen und Träume zu achten, kleine Fingerzeige zu erkennen, und nicht im Warten auf das *ganz große Zeichen* die Botschaften aus mir und um mich herum zu überhören und zu übersehen.

Ganz persönlich

Es lohnt sich, wenn wir die uns selber ge-
setzten gedanklichen Grenzen überschreiten.
Dahinter entdecken wir interessante neue
Sichtweisen und finden Hilfen, die uns in ei-
ner schwierigen Lebenssituation innovative
Auswege aufzeigen.

Über Grenzen schauen

Herr, schenke mir neues Vertrauen,
lass mich über Grenzen schauen,
zeige mir, dass die Zeit in deinen Händen liegt.
Und gib mir Hoffnung, die mich trägt,
nimm mir die Last, die sich auf mich legt,
denn nur bei dir ist Geborgenheit.

Ich will Liebe empfangen,
Liebe geben, Freude im Leben,
dass wieder wächst, was sonst verdorrt.
Lass mich Wahrheit sehen,
Kräfte spüren, Sinne berühren,
nicht von dieser Welt, von einem anderen Ort.

Auch wenn ich Vieles nicht versteh,
wenn ich verzweifle und den Sinn nicht seh,
scheint mir dein Licht
und dunkle Tage werden hell.
Gib mir die Kraft auf dich zu sehn,
jeden Tag neu mit dir zu gehn,
auf meinem Weg wirst du bei mir sein.

Ich will Liebe empfangen,
Liebe geben, Freude im Leben,
dass wieder wächst, was sonst verdorrt.
Lass mich Wahrheit sehen,
Kräfte spüren, Sinne berühren,
nicht von dieser Welt, von einem anderen Ort.

Teil 2: DIE SIGNALE DER SEELE

Vier Gruppen von Signalen der Seele

Es gibt so viele und unterschiedliche *Signale*, dass ich sie hier nicht alle umfassend auflisten und einzeln besprechen kann. Man kann sie aber zusammenfassend in Gruppen einteilen:

- *Krankheiten und Krankheitssymptome*
- *Innere Erschöpfung*
- *Ängste*
- *Träume*

Im Folgenden werden wir gemeinsam die Struktur jeder Gruppe und damit deren Sinn und Zweck entdecken. Wenn es gelingt, ein Symptom bzw. ein Signal damit einzuordnen, fällt es uns leichter, es zu verstehen. Wir sind ihm nicht mehr machtlos ausgeliefert und können es positiv für unser Leben nutzen. Dann sind wir in der Lage zu handeln und werden nicht behandelt.

Der letzte Punkt ist sehr wichtig. Es ist von entscheidender Bedeutung, selbst zu handeln und sich nicht von anderen Menschen oder einem Symptom behandeln bzw. beherrschen zu lassen. In diesem Moment handeln Sie bereits – Sie lesen ein Buch zu Ihrem Thema. Das heißt: Sie sind aktiv, informieren sich und suchen nach einer Problemlösung. Sie haben Hoffnung für die Zukunft, denn sonst würden Sie keinen Ratgeber lesen. Das ist gut so und soll Ihnen Mut machen, weiter in dieser Richtung zu gehen. Hierbei möchte dieses Buch helfen, indem es für die Signale der Seele sensibilisiert und indem es ermuntert, die eigene Befindlichkeitsstörung auch einmal aus einem anderen Blickwinkel zu betrachten. Haben Sie den Mut neue Ideen zuzulassen und an sich zu arbeiten.

Signal 1:
Krankheiten und Krankheitssymptome

Beispiel: Schmerz

Wir erleben Krankheiten häufig durch körperlich wahrnehmbare Symptome. Das sind die Prototypen der Signale. Mit diesen spürbaren Symptomen hat jeder schon Erfahrungen gesammelt. Sie beginnen bereits im Kleinkindalter. Der Schmerz beim Griff auf die heiße Herdplatte warnt uns, dies in Zukunft zu unterlassen, um nicht einen ernsthaften Schaden zu erleiden. Dabei hat der *Schmerz* neben einer warnenden auch eine erzieherische Funktion. Denn vermutlich werden wir uns in Zukunft anders verhalten. In diesem Beispiel ist der Zusammenhang zwischen dem körperlichen Symptom und dem, was es bewirken soll, ziemlich eindeutig.

Im Prinzip gilt dasselbe auch für einen Schmerz im Rahmen einer körperlichen Erkrankung. Auch dieses Symptom möchte uns warnen. Es signalisiert dem „Chef im Haus", also dem Bewusstsein, dass irgendetwas falsch läuft im „System" und dass er sich bitteschön darum zu kümmern hat. Das Signal hat auch in diesem Fall den Sinn und Zweck, uns vor Schaden zu bewahren. Da gibt es z. B. den Rückenschmerz, ausgelöst durch eine Muskelverspannung nach Anheben eines schweren Gegenstandes. Eine Wärmebehandlung, in Verbindung mit Spritzen und Tabletten löst die Verspannung und das Symptom verschwindet. Der Mensch wurde um eine Alltagserfahrung reicher, kann aber ansonsten sein normales Leben weiterführen. Auch in diesem Beispiel liegt die Botschaft des Signals auf der Hand: Bitte keine schweren Teile ohne Tragehilfe heben!

Das Signal als Soforthilfsprogramm
Nun gibt es im Praxisalltag nicht nur den Schmerz als Symptom. Die Menschen kommen mit den unterschiedlichsten Beschwerdebildern in die Sprechstunde. Sie stellen sich mit Schwindel vor, beklagen Herzrasen, Brustenge, Müdigkeit, Verdauungsstörungen, Übelkeit, Appetitlosigkeit, Atembeschwerden, Blasenschmerzen, Hautveränderungen, Kopfschmerzen, Juckreiz und vieles

mehr. Häufig findet man durch eine gründliche körperliche Untersuchungen auch den „Übeltäter". Nicht selten gelingt es, die zugrundeliegende Organstörung durch eine adäquate Therapie zu beheben. Damit hat das Signal *einen* wichtigen Teil seiner Aufgabe erfüllt: Es hat im Sinne eines „Soforthilfeprogrammes" dafür gesorgt, eine bereits nachweisbare körperliche Fehlfunktion zu beseitigen. Damit ist aber nicht geklärt, *warum* dieses Organ erkrankte. Doch die Beantwortung *dieser* Frage ist möglicherweise ein *weiterer* wichtiger Teil des Auftrages, den das *Signal* zu erfüllen hat.

Körper und Seele sind eine Einheit
Wir sollten uns an dieser Stelle noch einmal bewusst machen, dass Körper und Seele eine Einheit bilden. Das eine existiert nicht ohne das andere und wenn ein Teil krank ist, ist es immer auch das Ganze. Hinter der Aussage „Herr Doktor, heute komme ich mal mit meinem Dickdarm" verbirgt sich die falsche Einstellung, eine Krankheit isoliert zu betrachten. Wir können das erkrankte Organ nicht mit der verfaulten Stelle eines Apfels vergleichen, die man nur „rausschneiden" muss, damit alles wieder gut wird. Das funktioniert bestenfalls solange die Beschwerden nicht wieder auftreten.

Was geschieht aber, wenn der Mensch z. B. seine Magenbeschwerden trotz einer richtigen Diagnose und Therapie nicht in den Griff bekommt? Wenn trotz aller Maßnahmen immer und immer wieder eine Magenschleimhautentzündung oder sogar ein Magengeschwür auftreten. In diesem Fall lässt sich das Symptom eben nicht so leicht unterdrücken. Es lässt nicht locker. Das *Signal* möchte auch den tiefgründigen Teil seines Auftrages erledigen und auf die eigentlichen Ursachen der Krankheit aufmerksam machen, z. B. auf die *Persönlichkeitsstruktur des Menschen*, seine *bisherigen Erlebnisse* oder die ihn *krankmachenden Lebensumstände*. Hier sollten wir ansetzen, um eine dauerhafte Besserung zu erzielen.

Viele Menschen lehnen aber genau das ab. Denn dieser Umgang mit Krankheit ist zeitaufwendig, oftmals sehr anstrengend und nicht immer erfreulich. Man muss sich ernsthaft mit sich selbst auseinandersetzen. Der ehrliche Blick hinter die eigene Fassade fällt schwer. Es scheint einfacher, sein Problem und damit die Verantwortung an einen anderen – in der Regel einen Arzt – abzugeben und weiterhin passiv zu bleiben.

Nicht dass Sie mich falsch verstehen: Ich möchte damit nichts gegen einen Arztbesuch oder die vielen guten Möglichkeiten der modernen Medizin sagen. Im Gegenteil, ich bin sehr froh, dass es sie gibt und dass ich sie auch in meiner Praxis für die Patienten nutzen kann. Aber man sollte zweigleisig fahren, d.h. die Gedanken dieses Buches ebenso nutzen wie die neuesten Erkenntnisse der Heilkunst.

Psychosomatische Krankheitssymptome

Dass es sehr ratsam ist in diesem ganzheitlichen Sinn zu denken und zu handeln, wird dann besonders deutlich, wenn man nach umfangreichen Untersuchungen weder eine Organstörung noch eine körperliche Erkrankung findet. Dann bricht für den Patienten häufig eine Welt zusammen. Nicht selten wird dieser dann regelrecht ärgerlich und fühlt sich nicht ernst genommen. „Herr Doktor, wollen Sie etwa behaupten, dass ich mir das alles nur einbilde?" Natürlich behaupte ich das nicht! Ich weiß, dass der Patient tatsächlich körperlich an seinen Beschwerden leidet. Genau das ist ja Sinn und Zweck seines *Signals*. Es erfüllt tadellos seinen Auftrag. Es nimmt sogar den kürzesten Weg zu seinem Ziel, indem es sich die tatsächliche Erkrankung eines Organ erspart und die Botschaft deutlich früher sendet. Der Weg über eine nachweisbare körperliche Fehlfunktion wird vielleicht zu einem späteren Zeitpunkt notwendig, wenn der Mensch nicht auf das *Frühsignal* reagiert.

Damit sind wir im Bereich der *Psychosomatik* angekommen, einem riesigen Themenkomplex. Bei *psychosomatischen Symptomen* handelt es sich um körperlich empfundene Befindlichkeitsstörungen, die jedoch nicht durch eine organische Fehlfunktionen verursacht, sondern durch seelische Entwicklungsstörungen oder auch bestimmte Persönlichkeitsstrukturen hervorgerufen werden. Mit diesen Störungen beschäftigt sich die *psychosomatische Medizin*. Sie versucht, diesen Mechanismus aufzudecken und untersucht die *Wechselwirkung zwischen körperlichen, seelischen und sozialen Prozessen*, die zu den Fehlfunktionen geführt haben.[4]

Über die vielen Jahre meiner ärztlichen Tätigkeit wird mir dieser Aspekt von Krankheitssymptomen und Krankheit insgesamt, immer wichtiger. Zunehmend bewahrheitet sich für mich die sicherlich provokante These, dass sehr viele Symptome und Krankheiten eine seelische Ursache haben. Manche Autoren und ärztliche Kollegen sind in ihrer Ansicht sogar noch radikaler. Sie behaup-

---

4 Zu diesem Thema gibt es viel gute Literatur. Hier zwei Empfehlungen leicht verständlicher Bücher:
Reinhold Ruthe: Krankheiten – Signale der Seele. Wie Symptome des Körpers gedeutet werden können. Moers: Brendow Verlag 2001.
Rüdiger Dahlke: Krankheit als Sprache der Seele. Be-Deutung und Chance der Krankheitsbilder. München: Goldmann 2008.

ten *alle* Krankheiten seien seelisch bedingt. Dieser kompromisslosen Meinung kann ich mich nicht anschließen. Dennoch findet bei mir ein grundsätzliches Umdenken in diese Richtung statt. Hier sprechen meine Erlebnisse im Praxisalltag eine zu deutliche Sprache. Und das nicht *nur* bei den „großen" und chronischen Symptomen, sondern bereits bei ganz banalen und harmlosen Krankheitsbildern wie einer Erkältung.

Beispiel: Erkältung

An diesem Beispiel möchte ich zeigen, dass die Aussage stimmt. Ein *Erkältung* wird im Regelfall durch Rhinoviren auf der körperlichen Ebene verursacht. Diese Viren sind praktisch immer und überall vorhanden. Dennoch hat man nicht ständig einen grippalen Infekt. Dieser entwickelt sich nur, wenn das Immunsystem schwach ist und am Boden liegt, etwa weil der Mensch unter Stress steht. Die Erkältung kommt, wenn man im übertragenen Sinn die *Nase voll* hat, wenn man nichts mehr hören will und *zumacht*.

Beispiel: Tinnitus – das Ohrgeräusch

Ein weiteres sehr häufiges Überlastungs-Symptom ist der *Tinnitus*. Wenn alle leisen Signale für Stress und Überforderung von einem Menschen überhört wurden, dann warnt der Tinnitus ganz laut und aus nächster Nähe. Dann hört der Patient Geräusche, die keine äußeren, für andere Personen wahrnehmbaren Quellen haben. Das *Klingeln der Ohren* (Tinnitus aurium) eröffnet die Chance, die im Krankheitsbild liegende *Lebensaufgabe* zu erkennen und im Idealfall zu lösen. Das heißt die krankmachende Lebenssituation zu ändern oder, wenn das nicht möglich ist, zumindest sich selber und seine Einstellung zu den Dingen so zu korrigieren, dass man besser mit ihnen umgehen kann.

Wie sieht das bei unserem Beispiel ganz praktisch aus? Die Ohrgeräusche sind in diesem Fall nach innen genommener Lärm. Die Betroffenen stören sich selbst. Man hat *zu viel um die Ohren*. Die Alarmglocken läuten. Man kann sich nicht zur Wehr setzen, nimmt alles mit *nach innen* und macht es mit sich alleine aus. Das Bedürfnis nach Stille wird durch das Symptom endlich bewusst.

Was könnte man dagegen tun? Ein Weg wäre, endlich nach außen laut zu werden, den eigenen Standpunkt zu vertreten, auch Aggressionen einmal zuzulassen. Es wäre auch denkbar, dem Symptom nachzugeben und auf den eigenen Ton zu hören, sich selber zuzuhören, sich mit sich selber auszusöhnen. Oder auch der oft dieses Symptom begleitenden Schwerhörigkeit nachzu-

gehen, weniger auf das Außen hören und sich äußere Stille zu schenken. Man sollte sich im Alltag
Rahmenbedingungen schaffen, um dieses bren-
nende Bedürfnis nach innerer Ruhe ausleben zu
können. Das Ohrgeräusch fordert auf, die belastende Lebenssituation zu erkennen, diese zu verhindern, anzugehen, abzubauen und zu verändern.

Beispiel: Mandelentzündung
In einem weiteren Beispiel geht es um einen
Menschen mit immer wiederkehrenden eitrigen
Mandelentzündungen. Eines Tages stellte er sich
mit einer erneuten akuten Verschlechterung seiner
Symptome vor. Der Rachen und die Lymphknoten
waren stark geschwollen. Aufgrund massiver
Halsschmerzen konnte der Patient nicht mehr
schlucken. Die vordergründige Diagnose war in
diesem Fall einfach zu stellen. Die Therapie bestand zunächst aus der Gabe eines Antibiotikums,
einer schmerzstillenden Gurgellösung und Ruhe.
Er wurde krankgeschrieben. Was meinen Patienten
jedoch sehr beunruhigte war die Tatsache, dass er
seit einem Jahr ständig diese Halsentzündungen
hatte. Seine Lebensqualität wurde dadurch deutlich vermindert. „Da muss doch mehr dahinter
stecken! Ich weiß gar nicht, was im Moment mit

mir los ist. Bisher war ich doch immer gesund. Nicht dass ich ernsthaft krank bin!?"

Der Hals-Nasen-Ohren-Arzt, bei dem er bisher in Behandlung war, riet ihm, sich die Mandeln herausoperieren zu lassen. Aber dagegen sträubte er sich und wollte zunächst abwarten. Wir vereinbarten einen Termin für eine gründliche körperliche Untersuchung. Wie sich herausstellte, war der Patient körperlich absolut gesund.

Im Gespräch kam aber heraus, dass er an seinem Arbeitsplatz stark unter Druck stand. Mein Patient war Anfang Vierzig, verheiratet, hatte Kinder und leitete seit zwei Jahren eine Abteilung in einem mittelständischen Betrieb. Er fühlte sich dort ausgenutzt. Der Juniorchef hatte die Führung der Firma übernommen. Mit ihm wehte ein neuer Wind im Unternehmen. Der Chef kam pünktlich um neun Uhr morgens und ging ebenso pünktlich um sechzehn Uhr wieder nach Hause, egal ob die Arbeit getan war oder nicht. Die unerledigten Aufgaben wurden meinem Patienten *aufgehalst*. Dieser arbeitete für zwei. Das sah der neue Chef aber nicht so. Im Gegenteil: Wurde dieser Umstand thematisiert, folgte die Rüge ohne Umwege: „Sie übertreiben. Die Arbeit ist von einer Person locker zu schaffen. Es gibt viele Menschen, die sich solch einen Job wünschen." Mein Patient fühlte sich nach diesen Gesprächen immer gedemütigt, nicht ernst genommen, war wütend und sehr frustriert.

„Ich habe danach regelmäßig *so einen Hals*", meinte er und deutete gleichzeitig mit beiden Händen einen mindestens doppelten Halsumfang an. Er war nicht mehr bereit, weiterhin alles bedingungslos zu *schlucken*, was ihm sein Vorgesetzter vorsetzte! Im Gespräch verdeutlichte ich ihm, dass er genau mit diesen Symptomen vor einigen Tagen in die Praxis kam: mit einem *dicken Hals* und der schmerzhaft bedingten *Unfähigkeit zu schlucken*. Im Gespräch erklärte ich, dass der *Hals* – im übertragenen Sinn – etwas mit Kommunikation, Verbindung und Einverleiben zu tun hat. Bei einer Rachenentzündung wird die Passage nach innen aggressiv umkämpft. Es herrscht Aufruhr in der *Polizeistation,* den *Mandeln*, die dem körpereigenen Abwehrsystem zugerechnet werden. Das hat etwas zu tun mit Enge und Angst, mit zu- oder dichtmachen. Man will und kann nicht mehr alles schlucken. Es ist der Versuch, sich gegen äußere Einflüsse abzuschließen.

Diese Interpretation seiner Beschwerden fand mein Gegenüber sehr interessant. Passte sie doch zu seinen eigenen Gedanken. Ihm war selber bereits klar geworden, dass er nicht mehr alles schlucken konnte, wollte und durfte. Im Gegenteil: Er würde sich wehren, nicht mehr zumachen, sondern sich *offen*(siv) abgrenzen müssen. Denn so konnte es nicht weitergehen. Er war sogar bereit, die Arbeitsstelle und den Wohnort zu wechseln, sollte sich im beruflichen Umfeld nichts ändern lassen. Durch eine Veränderung hoffte er, die Ursache der wiederkehrenden Halsinfekte beheben zu können. Er war guten Mutes, dass ihm das auch gelingen würde, denn seine Mutter hatte die gleichen Probleme mit ihrem Hals.

Diese Aussage erstaunte *mich* jetzt wiederum und ich bat ihn weiter zu erzählen. Er berichtete, wie er als Kind seine Mutter ständig mit hochfiebrigen und schmerzhaften Halsentzündungen erlebt hatte. Diese waren selbst nach einer Entfernung der Mandeln noch aufgetreten. Das war auch der Grund, warum er sich gegen eine Operation entschieden hatte. In regelmäßigen Abständen war seine Mutter durch diese Erkrankung *aus dem Verkehr* gezogen worden. Die Ehe seiner Eltern war miserabel. Die ganze Familie litt unter dem aggressiven Vater. Erst als die Kinder erwachsen genug waren und das gemeinsame Zuhause verlassen konnten, hatte die Mutter den Mut und die Kraft, endlich die Konsequenzen zu ziehen. Auch sie zog aus und trennte sich nach Jahren von ihrem Ehemann. Bis zu diesem Zeitpunkt hatte sie ausgehalten, hatte alles in sich hineingefressen und über sich ergehen lassen. „Ob Sie es mir jetzt glauben oder nicht: Nach der Trennung hat meine Mutter nie mehr eine vereiterte Rachenentzündung gehabt! Erstaunlich, nicht wahr?" Ich gab ihm zu verstehen, dass ich das gar nicht so erstaunlich fände. Ähnliche Berichte höre ich häufig.

Die Organsprache

Es gibt offensichtlich so etwas wie eine *Organsprache*[5] bei uns Menschen. Dieser Patient reagierte immer mit dem gleichen Symptom auf Stresssituationen. Interessanterweise tat dies auch schon seine Mutter. So, als ob er diese Symptomatik *unbewusst erlernt* hätte. Das ist nicht selten. Leidet z. B. ein Elternteil unter Herzbeklemmung in Belastungssituationen, um sich dadurch unbewusst einer Stresssituation entziehen zu können, tut dies das Kind häufig auch und wird mit den gleichen Beschwerden vorstellig. Es ist auffällig, dass bei vielen Menschen der Körper in Situationen der Bedrohung, der Überlastung, Frustration und der Angst immer dieselbe *Sprache* spricht. Die

---

5 Henry.G. Tietze: Organsprache von A-Z. Durch Körpersymptome seelische Probleme erkennen und behandeln. München: Droemer Knaur Verlag 2000.

Patienten empfinden das häufig auch selbst so: „Das ist nun mal meine Schwachstelle". Dabei existieren unterschiedliche individuelle Organsprachen: Da gibt es den *Magen- und Darmtyp*, der mit Magendruck und Verdauungsstörungen reagiert, den *Herztyp*, der sich über Rhythmusstörung und Beklemmungen äußert, den *Rückentyp*, der vor Schmerzen plötzlich gebückt geht oder gar nicht mehr laufen kann, den *Kopftyp*, der sich durch Migräne oder Schwindel ausdrückt und so weiter. Hinter jeder *Organsprache* verbirgt sich häufig eine dazugehörige *Persönlichkeitsstruktur*. Für dieses Phänomen gibt es viele Erklärungsmodelle, die aber nicht in jedem Fall zutreffen. Der Mensch ist eben doch nicht so einfach zu durchschauen, wie so manche „Checkliste" es vermitteln möchte. Dennoch finden sich gewisse Gemeinsamkeiten bei den Patienten, die an ähnlichen Symptomen leiden.

Beispiel: Der Magentyp

Der *Magentyp* möchte sich häufig die benötigte Anerkennung seiner Umgebung durch besondere Leistungen und Taten verdienen. Im tiefsten Inneren ist er aber gleichzeitig davon überzeugt, dieses hochgesteckte Ziel gar nicht erreichen zu können, auch wenn er sich noch so sehr anstrengt. Es entsteht ein innerer Konflikt, der sich im Laufe von Jahren nicht nur durch das Symptom Magenschmerz, sondern sogar in einem nachweisbaren Geschwür äußern kann. Es handelt sich dabei häufig um Menschen, die meinen, immer alles „herunterschlucken" zu müssen – „um des lieben Friedens willen" und um in Harmonie leben zu können. Sie fühlen sich dabei aber insgeheim schlecht behandelt, unterdrückt, nicht ernst genommen oder kontrolliert. Der Ärger kann sich dann regelrecht im Magen festfressen, wenn er nicht abreagiert wird.

Wenn keine Worte gefunden werden, um die innere Seelenlage nach außen zu formulieren, kann eine ständige Übelkeit bis hin zum Erbrechen ein Symptom dafür sein, nicht mehr alles schlucken zu wollen. „Die Situation ist doch zum Kotzen." „Wenn ich den sehe, dann kommt es mir regelrecht hoch." Der *Magentyp* zeichnet sich durch ein großes Verantwortungsgefühl aus, was mit einem hohen Sicherheitsdenken und dem Wunsch, alles perfekt zu machen, gepaart ist. Er nimmt seine Aufgaben und das Leben ernster als die anderen, was den inneren Druck und die Anspannung verstärkt. Häufig haben bereits die Eltern sehr hohe Ansprüche gestellt. Die Kinder bemühten sich redlich, stellten geringe Ansprüche an sich selbst und hielten alle Gebote perfekt ein. Dieses erlernte Verhalten kann über die Jahre zur chronischen Magenerkrankung führen.

Beispiel: Der Kopftyp

Diese Menschen reagieren z.B. mit Migräne. Neben einer möglichen Vererbung und anderen Erklärungsmodellen, sind auch hier die Persönlichkeitsstruktur und bestimmte Belastungssituationen als Ursachen zu sehen. Der Kopf gilt bei diesen Menschen als oberste Instanz. Der Verstand, die Intelligenz und das Bewusstseins stehen an erster Stelle. Die Emotionen treten in den Hintergrund und werden unterdrückt. Die Betroffenen meinen, sich ständig be*haupt*en zu müssen und das ist sehr anstrengend. Auch sie haben gegenüber den ihnen anvertrauten Menschen und Aufgaben ein großes Verantwortungsgefühl. Sie machen sich ständig Sorgen und das bereitet ihnen *Kopfzerbrechen*. Ein gewisser Perfektionismus spielt auch hierbei eine Rolle. Alles muss besonders gut sein. Um dieses Ziel zu erreichen, soll alles ihren Vorstellungen entsprechen – das lässt diese Menschen nicht selten *dickköpfig* erscheinen. Aus dem Bestreben, die Zügel in der Hand zu halten, erwächst der Drang zu kontrollieren. Wenn der Betroffene hier nicht lernt loszulassen, zu vertrauen, Verantwortung und Probleme abzugeben, um sich nicht in ihnen festzubeißen, dann macht ihm das immer wieder *Kopfschmerzen*.

Es gibt natürlich noch viele weitere Krankheiten, psychosomatische Krankheitssymptome, Organsprachen und Persönlichkeitsstrukturen. Die aufgeführten Fälle sind nur Beispiele, die eine andere Art der Herangehensweise an die körperlich wahrnehmbaren Symptome aufzeigen sollen. Vielleicht können Sie einige Gedanken für sich übernehmen und Ihr eigenes Problem einmal unter einem anderen Blickwinkel betrachten.

Die ärztliche Untersuchung

Am Ende dieses Kapitels möchte ich als Arzt noch einmal ausdrücklich darauf hinweisen: Natürlich muss jedes Symptom zunächst einmal auf der körperlichen Ebene abgeklärt werden, bevor man sich auf die Suche nach den tiefer liegenden seelischen Ursachen begibt. Das ist der Standard in der Schulmedizin und gilt nicht nur für die hier beschriebenen *Signale der Krankheit*, sondern grundsätzlich auch für alle anderen in diesem Buch aufgeführten *Signale der Seele*.

Nach dem ersten Gespräch folgen die körperliche Untersuchung und eine weiterführende Diagnostik, wie z. B. EKG, Sonographie oder Laboruntersuchungen. Das gibt dem Patienten und dem Arzt die Sicherheit, keine gravierenden körperlichen Krankheiten zu übersehen, die einer sofortigen Behandlung bedürfen. Besteht danach immer noch Unklarheit über die Ursache, werden auch Fachkollegen zu Rate gezogen.

Aber wie bereits gesagt: Nicht selten bleibt trotz dieser umfangreichen Diagnostik der Grund für die beklagte Symptomatik im Verborgenen. Und selbst wenn man nach allen Untersuchungen tatsächlich eine körperliche Ursache gefunden hat, ist es ratsam, sich nicht mit dieser vordergründigen Erklärung zufrieden zu geben. Es macht Sinn weiterzuforschen, um zu erfahren, welche Lebensumstände oder Einstellungen zu dieser Fehlfunktion geführt haben könnten. Durch dieses Hinterfragen arbeitet man an den wirklichen Ursachen der Symptome und kann deren erneutes Auftreten verhindern.

In den ersten Jahren als Arzt habe ich dieser Sichtweise wenig Bedeutung beigemessen. Je länger ich aber ärztlich tätig bin, desto mehr erkenne ich diese Zusammenhänge. Ich empfinde es heute als eine wirkliche Bereicherung im Beruf und als sinnvolle Ergänzung zu meinem schulmedizinisch geprägten Denken und Handeln.

Signal 2: Innere Erschöpfung

Gibt es besondere Kennzeichen?
Bei der *Inneren Erschöpfung* haben wir es in der
Anfangsphase *nicht* mit körperlich wahrnehmbaren Krankheitssymptomen im klassischen Sinn
zu tun. Diese können zwar im fortgeschrittenen
Stadium noch auftreten, den Anfang machen
aber in der Regel unspezifische und schwer greifbare seelische Befindlichkeitsstörungen. Aber
auch sie sind *Signale der Seele*. Sie machen auf
Verhaltensweisen und Lebensumstände aufmerksam, die uns auf Dauer schaden. Je früher wir ihre
Botschaften entschlüsseln, desto größer sind die
Erfolgschancen in dieser Krisensituation. In den
frühen Phasen der *Inneren Erschöpfung* sind wir
noch in der Lage selbstständig zu handeln. Wir
können unser Denken und die Einstellung zu den
Dingen ändern und aus eigener Kraft Strukturen
im Alltag umgestalten. Ab einer bestimmten Phase
ist aber die Hilfe durch andere Menschen und
durch Fachpersonal unumgänglich. Grundsätzlich
gilt: Sobald Sie merken, dass etwas nicht stimmt
und Sie das Gefühl haben auf der Stelle zu treten, ziehen Sie einen Seelsorger in Ihr Vertrauen
oder suchen den Hausarzt auf. Aber *wann* genau ist dieser Punkt erreicht? W*elche* seelischen

Befindlichkeitsstörungen oder Veränderung im Verhalten weisen darauf hin, dass man sich in einer Frühphase des *Burnouts* befindet? Wie unterscheidet sich eine *„normale Abgeschlagenheit"*, ausgelöst zum Beispiel durch eine vorübergehende berufliche Stressphase, von einer krankhaften *Inneren Erschöpfung*? Auf was müssen wir achten? Darauf gibt es keine einfachen Antworten. Doch lassen Sie uns gemeinsam nach Kennzeichen Ausschau halten, um frühzeitig reagieren zu können.

Beispiele für Symptome

In den Berichten der Menschen, die mit chronischer Erschöpfung, mit Schlafstörung, Lust- und Antriebslosigkeit in meine Praxis kommen, finden sich viele Gemeinsamkeiten. Engagierte Menschen mit Leistungswillen und Idealismus, die zupacken, gute Ideen haben und es verstehen mit Menschen umzugehen erleben sich auf einmal als müde und nicht mehr belastbar. Alle Bemühungen sich auszuruhen und neue Kraft zu sammeln, laufen ins Leere. Sie geraten in eine negative Gedankenspirale und entwickeln Ängste, den Aufgaben des Alltags nicht mehr gewachsen zu sein. Durch diese negativen Gedanken grübeln die Betroffenen viel und neigen zur Depression. Das hat wiederum einen negativen Einfluss auf die Familie und die Umgebung. Sie bekommen kein positives Feedback mehr, dass sie aber benötigen, um gut zu funktionieren. Sie werden ihrem Lebensmotto, es möglichst allen Leuten *recht* zu machen, nicht mehr *gerecht*. Das Gefühl zu versagen wird zur subjektiven Gewissheit. Ein Teufelskreis!

Nicht selten werden diese Menschen im weiteren Verlauf zynisch und distanzieren sich von den anderen. Sie empfinden eine allgemeine Ernüchterung, flachen emotional ab, leiden unter Stimmungsschwankungen, Selbstmitleid, fühlen sich leer, schwach und abgestumpft. Die ursprünglich positive Einstellung, das Engagement sowie der Spaß an Arbeit und Leben gehen verloren.

Kennzeichen 1: Das besonderes Engagement
Es sind genau diese engagierten Menschen mit *„Helfersyndrom"* und *„Harmoniesucht"*, die gefährdet sind. Sie verbrauchen all ihre Energie, brennen aus, erschöpfen innerlich und rutschen damit in ein *Burnout Syndrom. „Ausbrennen kann nur, wer auch entflammt war."* Dieses Zitat von *Herbert Freudenberger*[6] bringt es auf den Punkt.

---

6 Herbert J. Freudenberger, Geraldine Richelson: Ausgebrannt. Die Krise der Erfolgreichen. München: Kindler Verlag 1982.
Der deutsch-amerikanische Psychoanalytiker Freudenberger beschrieb vor über 30 Jahren als erster Autor das Burnout.

Mittlerweile ist der Bergriff *Burnout-Syndrom* allgemein verständlich geworden und in aller Munde. Ursprünglich bezog man es alleine auf die negativen Folgen der beruflichen Überbeanspruchung. Inzwischen sieht man in ihm jedoch ein deutlich komplexeres Beschwerde- bzw. Leidensbild.[7]

 *Ein besonderes Engagement für eine Sache ist eine Vorausetzungen für die Innere Erschöpfung.*

Kennzeichen 2: Eine fehlende eindeutige Ursache
An dieser Stelle muss ich kurz auf die *Äußere Erschöpfung* eingehen. Auch die gibt es und jeder kennt sie: Nach einem Tag körperlicher Arbeit im Garten fühlen wir uns abends müde. Die Muskeln schmerzen und Blasen an den Händen zeugen von unserer Anstrengung. Aber wir fühlen uns gut! Wir haben etwas Sinnvolles getan. Der Blick in einen schönen Garten ist der *sichtbare* Lohn der Arbeit. Unsere Umgebung zollt uns lobend Respekt. Wir sind glücklich und zufrieden. Das *Innere,* unsere Seele, ist ausgeglichen. Das *Äußere,* unser Körper, ist erschöpft. Die körperliche Belastung und die

7 Matthias Burisch: Das Burnout Syndrom. Theorie der inneren Erschöpfung. Berlin, Heidelberg: Springer Verlag, 2010.

Müdigkeit liegen zeitnah beieinander und deren Zusammenhang ist offensichtlich. Das ist eine gute Kombination! Die *äußere Erschöpfung* gibt letztendlich *innere Kraft*, baut auf und bringt uns weiter.

Das Gegenteil erleben wir bei der *Inneren Erschöpfung*. Hier sind wir innerlich, seelisch erschöpft und das meist ohne vorausgegangene *körperliche* Belastung. Da sitzen wir jeden Tag im Büro, bearbeiten Zahlenreihen, führen Gespräche, unterrichten pubertierende Schülerklassen. Abends haben wir weder Muskelkater noch Blasen als Beweis der geleisteten Arbeit. Dennoch sind wir müde, ausgelaugt und am Ende unserer Kräfte. Und das scheinbar grundlos. Das ist eine schlechte Kombination! Es fehlt nicht nur das sichtbare Arbeitsergebnis, sondern auch der erkennbare Zusammenhang zwischen einer bestimmten Belastung und unserer andauernden Abgeschlagenheit. Die ganze Situation ist nicht greifbar. Diesen unglücklichen Zustand beschreibt das zweite Kennzeichen der *Inneren Erschöpfung*.

Eine greifbare und eindeutige Ursache für die Innere Erschöpfung ist nicht zu erkennen.

Kennzeichen 3: Der schleichende Verlauf

Die *Innere Erschöpfung* zieht uns runter, behindert das Leben und macht uns krank. Sie tritt in der Regel nicht von heute auf morgen auf, sondern hat einen langen Vorlauf. Bis es in der Endphase zu einer schweren Depression mit Entfernung von der eigenen Persönlichkeit und irgendwann dann auch zu körperlich wahrnehmbaren Symptomen und tatsächlich nachweisbaren somatischen Erkrankungen kommt, können Jahre vergehen. Hierbei durchlaufen wir mehrere Phasen. Auf den Seiten 58/59 habe ich diese stichwortartig zusammengefasst. Es zeigt, *wann* einem Menschen *was* beim *Burnout-Syndrom* widerfahren kann. Diese Phasen sind in Dauer und Ausprägung nicht stereotyp bei jedem Menschen gleich. Auch muss der zeitliche Ablauf nicht immer dem hier vorgestellten *Modell* entsprechen. Dennoch hilft diese Übersicht die eigene Situation besser einordnen zu können.

 *Der langsame und schleichende Verlauf kennzeichnet die Innere Erschöpfung.*

Die 7 Phasen des Burnouts*

1. Übermäßiger idealistischer Einsatz

Freiwillige Mehrarbeit. Das Gefühl unentbehrlich zu sein. Vernachlässigung eigener Bedürfnisse. Verleugnung von Erschöpfung und Müdigkeit. Drang zum Perfektionismus und unrealistisch hohe Erwartungen an sich selbst.

2. Distanz

Allgemeine Ernüchterung. Verlust von Spaß und Engagement bei der Arbeit. Abflachen der Emotionen. Zynismus im Umgang mit anderen Menschen. Vermeidung sozialer Kontakte. Vernachlässigung von Hobbys.

3. Emotionale Reaktion

Aggressiver Grundton, Stimmungsschwankungen, Wutausbrüche, Selbstmitleid, Angst und depressive Verstimmung. Konflikte und Ängste werden ungelöst in den Bereich des Unbewussten verschoben. **Bereits in dieser frühen Phase kommt es häufig zu körperlichen Symptomen und zum Zusammenbruch!**

4. Abbau

Konzentration, Merkfähigkeit und Arbeitsleistung lassen nach. Verlust der Energiereserven. Nur das Nötigste wird erledigt. Verzerrte Sichtweise auf den Alltag. Änderung der Wahrnehmung und des eigenen Wertesystems. Schwierigkeiten zwischen Wichtigem und Unwichtigem zu unterscheiden.

5. Gleichgültigkeit
Die Emotionen sind am Nullpunkt. Aufgabe privater Unternehmungen wie Sport und Hobbys. Rückzug auf allen Ebenen. Desinteresse, Intoleranz, Verflachung der Persönlichkeit, innere Leere und Teilnahmslosigkeit.
Spätestens jetzt sollten Sie mit einem anderen Menschen über Ihr Problem reden!

6. Entfernung von der eigenen Person und körperliche Symptome
Selbstverleugnung geht über in eine Selbstverneinung des Körpers. Psychosomatische Symptome treten als eindringliche Alarmsignale an die Oberfläche.
Die Konsultation eines Arztes ist zwingend notwendig!

7. Nichts geht mehr
Maximal negative Einstellung zum Leben, schwere Depression, Sinnlosig- und Hoffnungslosigkeit. Totaler Zusammenbruch, bis hin zur Lebensaufgabe mit Suizidgedanken.
Wichtig: Es besteht die dringende Notwenigkeit einer fachärztlich psychiatrischen, meist stationären, Behandlung!

*In Anlehnung an das 7-Phasen-Modell nach Burisch, modifiziert von Jörg-Peter Schröder in: Wege aus dem Burnout. Möglichkeiten der nachhaltigen Veränderung. Berlin: Cornelsen 2006

Kennzeichen 4: Persönlichkeit und Verhalten

Aktuelle Statistiken der Krankenkassen belegen, dass sich innerhalb von nur sechs Jahren (2004-2010) die Anzahl der Krankschreibungen wegen chronischer Erschöpfung verneunfacht haben. Bis zu 30 % der arbeitenden Bevölkerung sind betroffen.[8] Wer also mit einer *Inneren Erschöpfung* zu kämpfen hat, befindet sich in bester Gesellschaft. Das beruhigt und lässt gleichzeitig hoffen, denn die überwiegende Mehrzahl der „Ausgebrannten" findet den Weg heraus aus der scheinbaren Sackgasse.

Aber warum hat sich *Burnout* zu einem allgemeinen Phänomen entwickelt? Haben sich die Menschen und ihre Umgebung in den vergangenen Jahren tatsächlich so gewaltig verändert? Oder wird nur mehr darüber geredet? Sicherlich begünstigt das heutige Leben mit seiner Beschleunigung, den steigenden Anforderungen, der immensen Informationsdichte und dem Dauerbeschuss mit Wörtern, Bildern, Bits und Bytes das Auftreten einer Inneren Erschöpfung. Dennoch glaube ich, dass die wesentlichen Ursachen hierfür in erster Linie in uns selber liegen, in unserer *Persönlichkeitsstruktur* und unseren *Verhaltensmustern* und erst in zweiter Linie in den äußeren Umständen.

---

8 aus: Ärztezeitung. Ausgabe 112, 20.6.2011, Seite 2.

 **Bestimmte Einstellungen, Verhaltens-
muster und Persönlichkeitsstrukturen
begünstigen das Auftreten einer
Inneren Erschöpfung.**

Drei Gründe sprechen dafür:

1. Nicht *alle* Menschen aus demselben Arbeits-
umfeld bekommen ein *Burnout*. Es wird immer
Kollegen geben, die sich problemlos mit einer
äußeren Situation arrangieren, in der ein anderer innerlich ausbrennt, d. h. verschiedene
Menschen reagieren unterschiedlich auf dieselbe Belastungssituation.

2. Neue Studien fanden heraus, dass *keine
Häufung* von *Burnout bei bestimmten Personen-
oder Berufsgruppen* zu beobachten ist. Oder
anders ausgedrückt: Es wurden keine äußeren
Faktoren entdeckt, die für sich alleine betrachtet, d. h. unabhängig von unterschiedlichen
Persönlichkeitsstrukturen, ein *Burnout* begünstigen. Alle Personen- und Berufsgruppen
haben gleichermaßen mit diesem Problem zu
kämpfen.[9]

---

9 Dieter Kleiber, Dirk Enzmann: Burnout. Eine internationale
Bibliographie. zitiert nach Matthias Burisch: Das Burnout Syndrom.
Theorie der inneren Erschöpfung. Berlin, Heidelberg: Springer
Verlag, 2010, S. 21-24. In der Liste sind Anwälte, Ärzte, Pflegende und

3. Das *Burnout* ist nichts Neues. Schon vor 100 Jahren wurden die Symptome unter dem Begriff *Nervenschwäche* (Neurasthenie) zusammengefasst. In der Antike wurden ähnliche Beschwerden als *Melancholie* und *Hpyochondrie* bezeichnet. Und auch die Bibel beschreibt bereits Menschen mit *Burnout-Symptomen,* z.B. den Propheten mit Elias, der nach vielen Erfolgen in einen tiefen Schlaf fällt (vgl. 1. Könige 17-22) oder Moses, der sich mit schweren Aufgaben und einem fordernden Volk herumquält (2. Mose 18, 4. Mose 11).[10]

Um welche Persönlichkeitsstrukturen, Verhaltensmuster und Einstellungen geht es da im Einzelnen?

Es geht um mein *Selbstbild* und damit um die Art und Weise, wie ich mich bzw. das Leben an sich sehe.

Es geht um die *Ansprüche*, die ich an mich und meine Rolle stelle.

Es geht um die eigenen *Ideale* und die sich selbst gesetzten Ziele. Die sind möglicherweise zu hoch

---

Fluglotsen ebenso zu finden wie Eheleute, Eltern, Missionare, Pfarrer, Lehrer, Sportler, Handwerker, Angestellte, Schüler, Studenten oder arbeitslose Menschen.

10 Traugott Ulrich Schall: Erschöpft – müde – ausgebrannt. Überforderung und Resignation. Würzburg: Echter Verlag 1993.

gesteckt. In dem Bemühen sie trotzdem erreichen zu wollen zerreibe ich mich und brenne aus.

Es geht um den *Perfektionismus*, der mich nicht zur Ruhe kommen lässt und unzufrieden macht. Er zwingt mich, weiterzuarbeiten bis eine Sache oder ein anderer Mensch perfekt ist und nicht zuletzt bis ich selbst perfekt bin. Nur leider gibt es auf dieser Erde nichts Perfektes! Somit kann ich niemals ausruhen und bin ständig getrieben. Ich bekomme keine neue Energie – ich brenne aus!

Es geht um die *Angstbereitschaft*. Die Angst um den Arbeitsplatz. Die Angst, den Erwartungen – anderer ebenso wie den eigenen – nicht gerecht zu werden. Aus dieser Angst *resultiert die Bereitschaft,* sich total zu erschöpfen und ständig erreichbar, informiert, präsent, stark und handlungsfähig zu sein. Wie kann man so neue Kraft sammeln?

Es geht um die *Abhängigkeit* von der Meinung der Anderen. Sicherlich haben die meisten Menschen das Bedürfnis, von der Umgebung akzeptiert zu werden und in Harmonie zu leben. Wir brauchen als soziale Wesen diese Anerkennung und Bestätigung von außen. Doch wenn ich *immer* nur versuche, es *allen* recht zu machen, dann verliere ich mich selbst und die eigenen Bedürfnisse aus den Augen. *Dann lebe ich nicht, sondern werde gelebt.*

Kennzeichen 5: Das Gefühl der Hilflosigkeit

Das Gefühl der *Hilflosigkeit*, der Eindruck, nicht mehr Herr der eigenen Lage und den Umständen schutzlos ausgeliefert zu sein, ist ein ernstes Problem. Dieses Gefühl ist falsch. Wenn wir es bei uns feststellen, dann müssen wir sofort etwas ändern.

Ein amerikanischer Psychologe hat das *Modell der erlernten Hilflosigkeit*[11] entwickelt. Es basiert auf Versuchen, bei denen er zwei Ratten in getrennte Käfige setzte. Beide wurden unregelmäßig einem wiederkehrenden Schmerzreiz ausgesetzt. Nur eines der Tiere konnte den Schmerz durch Druck auf einen Schalter beenden. Das andere hatte keine Kontrolle über den Schmerz. *Dieses hilflose Lebewesen wurde krank.* Es war zunächst hyperaktiv, später gestresst, dann erschöpft, irgendwann resigniert und endete schließlich mit einem Infarkt oder Magengeschwür.

Diese Versuche aus den 1970er Jahren sind ethisch fragwürdig. Damals allerdings wurden sie zur Grundlage einiger noch heute gültiger Theorien über die Entstehung von Depression und Angst sowie Burnout. Sie besagen, dass nicht die Anzahl

---

11 Martin E.P. Seligmann: Erlernte Hilflosigkeit. Weinheim: Beltz Verlag 1999.

von negativen Erlebnissen bzw. Schicksalsschlägen, sondern deren Kontrollierbarkeit entscheidend für das Wohlergehen der Psyche ist.

 ***Das Gefühl der Hilflosigkeit gegenüber Menschen oder Situationen ist mitverantwortlich für die Entstehung einer Inneren Erschöpfung.***

Sollten Sie sich aktuell in einer Erschöpfungsphase befinden, in der sie kraftlos und ohne Antrieb sind oder sollten sie unter Stimmungsschwankungen, Depressionen und Ängsten leiden, dann rate ich Ihnen, sich die Zeit zu nehmen Ihre Situation zu hinterfragen. Wenn Sie dabei auf eine oder mehrere der oben genannten *Kennzeichen* stoßen, dann ist die Wahrscheinlichkeit groß, dass Sie sich in einem *Burnout* befinden. Je nachdem in welcher Phase Sie gerade sind, können Sie geeignete Gegenmaßnahmen in die Wege leiten. Im dritten Teil dieses Buches habe ich einige Ratschläge dafür zusammengefasst, die Ihnen praktische Tipps geben, was Sie selbst tun können. Ab der *fünften Phase (siehe S. 58/59)*, müssen Sie aber unter allen Umständen einen Arzt aufsuchen! Das kann der Hausarzt sein.

Signal 3: Ängste

Gesunde und krankmachende Angst

Auch die Angst hat eine Botschaft. Sie macht darauf aufmerksam, dass uns Situationen schaden. Sie fordert auf, negative Einstellungen und Verhaltensweisen zu verändern. Und Sie kann sogar zu einem *positiven Motivator* werden, der uns bewegt, Dinge zu unternehmen, die wir unter „normalen", sprich: angstfreien, Umständen nicht tun würden. So hilft uns die Angst, neue Wege zu gehen, zu planen und vorzusorgen.

Das sind erstaunlich viele positive Eigenschaften. Dennoch sehen die meisten in ihr etwas Negatives. Und das ist sie auch, wenn wir die Angst losgelöst von ihrer nützlichen Funktion sehen, uns vor einer konkreten Gefahr zu warnen. Dahingegen schadet die Angst, wenn wir sie überbewerten, ständig mit uns rumschleppen oder auf alle möglichen und unmöglichen Dinge, die uns vielleicht in der Zukunft erwarten könnten, übertragen. Dann bezeichnet man sie auch als *Sorgen* – und die zermürben.

Halten wir also fest: Es gibt unterschiedliche Arten von Ängsten, die *natürliche* und die *unnatürliche* oder – besser gesagt – die *gesunde* und die *krankmachende* Angst.

Kein Leben ohne Angst

Ein Leben ohne Angst wird es auf dieser Erde nicht geben. Die Angst gehört zur Grundausstattung des Menschen. Wir können sie nicht einfach ablegen wie eine lästige Gewohnheit. Die Angst wird zu den *Basisemotionen* wie Freude, Ärger, Trauer, Ekel oder Wut gerechnet. Diese angeborenen Emotionen helfen dem Einzelnen, auf Ereignisse adäquat zu reagieren, und Gruppen, die Befindlichkeit eines ihrer Mitglieder zu erkennen und sich darauf einzustellen. Sie erzeugen Gefühle und Verhaltensweisen, die das Zusammenleben regeln.

Diese Emotionen führen auch zu körperlichen Veränderungen. Gerade bei der Angst hat das jeder schon am eigenen Leib erlebt. Hier gibt es auf der organischen Ebene ein exakt aufeinander abgestimmtes Zusammenspiel zwischen Sinnesorganen, speziellen Gehirnbereichen, Drüsen, Organen und dem Bewegungsapparat. Im Zustand der Angst werden Hormone ausgeschüttet, durch die Blutdruck und Pulsfrequenz ansteigen – die Atmung wird flach und schnell, die Bronchien erweitern sich, die Muskulatur ist besser durchblutet. Der Körper setzt sich in Alarmbereitschaft und programmiert in Sekundenschnelle auf Flucht oder Kampf. Das geschieht so rasant schnell, das unser Großhirn, und damit unsere bewusste Wahrnehmung, häufig erst viel später davon Wind bekommt. Dieser Notfallschaltkreis ist nicht dafür konstruiert, die genaue Analyse einer gefährlichen Situation zu liefern. Er muss nur flott sein. In freier Wildbahn ist es außerordentlich hilfreich, dem springenden Löwen mit einem reflexartigen Sprung zur Seite auszuweichen, bevor man die Gefahr überdenken kann. In solchen Momenten reagieren wir instinktiv und sind sozusagen auf Autopilot geschaltet. Die Individuen, die diese Mobilisierung richtig einsetzen, haben einen eindeutigen Vorteil: Sie überleben in Gefahrensituationen und können sich weiter fortpflanzen. Die Angst ist also das sinnvolle Produkt einer sehr langen Entwicklungsgeschichte und tief in uns verankert. Eine *gesunde* Angst ist überlebenswichtig und damit absolut normal!

Der immer gleiche Mechanismus

Einmal in Gang gesetzt unterscheidet der von den Vorfahren vererbte und in uns verankerte *Angstmechanismus* nicht mehr zwischen den verschieden Arten von Angst. Das Räderwerk läuft immer gleich ab. Der Köper wird auf Flucht programmiert, auch wenn er gar nicht fliehen muss. Die *Psyche* bestimmt hierbei das *Soma* (den Köper). Wir haben es bei der Angst mit einem klassischen *psychosomatischen Symptom* zu tun, und zwar mit einem heftigen, denn die Angstsymptome sind existentiell. Warum unserer Körper immer ohne Unterschied mit dem gleichen Programm reagiert, ist unklar. Offensichtlich hat sich dieses Muster aber bewährt und bietet mehr Vorteile als Nachteile. Auch wenn es sich nicht ändern lässt – wir können uns darauf einstellen.

Bei einer Angstattacke erleben wir, wie der Körper im Grunde absolut *gesund* reagiert. Er spult sein Programm fehlerlos ab. In diesem Moment ist er hochleistungsmäßig aktiviert und meilenweit davon entfernt, das Bewusstsein zu verlieren, zu ersticken oder einen Schlaganfall zu bekommen. Aber genau das denken die Betroffenen, wenn ihnen das Herz bis zum Hals schlägt, der Puls rast, der Blutdruck verrückt spielt und die Atemfrequenz eine rekordverdächtige Höhe erreicht. Der Kopf interpretiert diese Symptome fälschlicherweise als Organfehlfunktionen. In gewisser Weise ist das auch nachvollziehbar. Denn so normal die körperlichen Symptome in dieser Situation auch sind, der Umstand, in dem sie auftreten ist es eben nicht! Da sitzt man beispielsweise ruhig im Sessel, fühlt sich aber körperlich wie ein vom Tiger gejagter Mensch. Das passt einfach nicht zusammen.

Genau das irritiert unser „Körper-Seele-System" und wir bekommen noch mehr Angst. Die Angstspirale dreht sich immer weiter nach oben. Wenn wir sie jetzt nicht anhalten, müssen wir tatsächlich den Arzt rufen. Oder aber es gelingt, aus ihr herauszutreten. Denn wir wissen ja: Angst ist ein psychosomatisches Geschehen. Also können wir es mit der Psyche, den Gedanken und dem Bewusstsein, beeinflussen. Sagen Sie sich mehrmals hintereinander: *„Die Angst vor den Angstsymptomen ist unbegründet! Ich brauche keine Angst vor der Angst zu haben!"* Sie werden feststellen, dass sich die Spirale zurückdreht. Denn der Mensch kann nicht zwei Dinge gleichzeitig denken. Wenn die Angst durch angstfreie Gedanken ersetzt wird, hat das Auswirkungen auf den Körper. Sie programmieren sich um. Das funktioniert tatsächlich! Probieren Sie es aus.

Die Angst kann sich auch in zahlreichen körperlichen Beschwerden äußern und sich hinter einem unklaren Schwindel ebenso verstecken wie hinter nicht abzuklärenden Herzproblemen, Magenschmerzen oder Übelkeit. Unbehandelt werden die Ängste chronisch und schränken die Lebensqualität zunehmenden ein. Diese krankhafte Angst behindert die Entwicklung von positiven Gedanken, zieht uns in einen Negativstrudel und verbaut den Blick auf vorhandene Lösungsmöglichkeiten.

Ganz persönlich: Angst

Angst frisst die Seele auf, raubt alle Energie,
wie ein Blick in den Revolverlauf
zwingt sie mich in die Knie.
Mit Hohn und Lachen sitzt sie herrisch im Genick.
Langsam aber sicher dreht sie mir einen Strick.

Am Tunnelende lacht sie laut und löscht das Licht,
reibt sich die Hände,
denn Verlieren kennt sie nicht,
fühlt sich als Königin und Herrscherin der Welt,
unbesiegbar groß, die alle Zügel hält.

Sie saugt mich aus, sie drückt mich nieder.
Doch ich steh auf und seh ihr ins Gesicht.
Sie versucht es immer wieder.
Ich suche Gott und gehe in sein Licht.

Sie ist die Meisterin,
versklavt mich, macht mich klein,
vernebelt mir den Sinn,
schenkt immer wieder ein,
lässt mich im Kreise drehn,
der Boden bebt und schwankt.

> *Die Hoffnung gibt sich auf.*
> *Der Mut hat abgedankt.*
> *Ständig redet sie: Hör auf und lass es sein.*
> *Du schaffst es nicht. Das kannst du nie.*
> *Gesteh es dir doch ein.*
> *Bist der Versagertyp ohne Ideen und Kraft,*
> *dem nichts mehr gelingt,*
> *der im Alltag nichts mehr schafft.*
>
> *Sie saugt mich aus, sie drückt mich nieder.*
> *Doch ich steh auf und seh ihr ins Gesicht.*
> *Sie versucht es immer wieder.*
> *Ich suche Gott und gehe in sein Licht.*

Furcht, Angst und Sorgen

Eine belastende und den Alltag einschränkende Angst findet überwiegend in unserem Kopf statt. Wenn es sich nicht um eine regelrechte *Angsterkrankung* handelt, können wir durch ein verändertes Denken und Verhalten selber aktiv dagegen angehen oder auch mit ihr zusammenarbeiten. Dafür müssen wir aber zunächst die Botschaft hinter dem Signal entschlüsseln. Das gelingt uns, wenn wir seine Struktur begreifen. Ich möchte daher die Angst weiter differenzieren und zwischen *Furcht, Angst und Sorgen* unterscheiden:

Unter *Furcht* versteht man die adäquate Reaktion auf eine erkennbare und konkrete Gefahrensituation, z.B. die Flucht beim Anblick eines Angreifers. Es handelt sich hierbei um eine normale und lebenserhaltende körperliche Reaktion. Man fürchtet sich im Hier und Jetzt vor einer spezifischen, greif- und beschreibbaren Bedrohung.

Unter *Angst* hingegen versteht man ein Gefühl, das oft keinen ersichtlichen Anlass hat. Sie kann ungerichtet und diffus sein oder auch *frei flottierend*, so als suche sie sich einen Grund, einen Gegenstand oder eine Rechtfertigung. Im Gegensatz zur Furcht ist sie also nicht eine Reaktion auf eine spezifische Bedrohung. Angst ist ein Gefühl, das sich gegen *das Unbekannte* richtet. Diese Sichtweise entspricht im Wesentlichen der des Philosophen Søren Kierkegaard. Er beschrieb die Angst als eine Reaktion auf eine komplexe, nicht durchschaubare Lebenssituation, in der ein adäquates Verhalten unmöglich erscheint. Während sich die Furcht auf eine Situation in der Gegenwart bezieht, richtet sich die Angst häufig auf die Zukunft.[12]

---

12 Søren Kierkegaard: Der Begriff Angst. Stuttgart: Reclam 1992. Kierkegaard (1813–1855) war Theologe und brachte 1844 als erster Existenzphilosoph in seinem Buch eine gewisse Systematik in dieses schwer greifbare Thema.

In diesem Fall bezeichnet man die Ängste auch als *Sorgen*. Wir machen uns Sorgen um etwas, was eintreten könnte. Auch das Sorgen ist mehr als nur ein Gefühl und geht ebenfalls mit den bekannten Angstsymptomen einher. Sie sind häufig nicht so ausgeprägt wie in der konkreten Gefahrensituation, dafür aber anhaltender. Manchmal ziehen sich die Sorgen über Tage, Wochen, Monate, Jahre oder begleiten einen Menschen im Extremfall ein Leben lang. Ein besonderes Kennzeichen der Sorgen ist, dass solche Ängste ständig durch eigene negative Gedanken, Grübeleien oder Katastrophenphantasien mit Nahrung versorgt werden und sich dadurch selbst am Leben erhalten.

Das Sich-Sorgen-Machen tritt häufig auf, wenn man sich schlecht fühlt, überlastet und ausgebrannt ist. Irgendwann beherrschen Angst und Sorgen das Leben, weil die Auslöser oder besser: die Angst selbst um jeden Preis vermieden werden muss. Bevor das passiert und die Angst regelrecht krank macht, müssen Sie frühzeitig eingreifen. Sie können Ihr Denken und Verhalten ändern oder müssen einen Arzt aufsuchen, wenn Sie alleine nicht weiterkommen. In diesem Fall könnte es sein, dass Sie an einer Angsterkrankung leiden.

Angsterkrankungen

Dieses Thema sprengt den Rahmen dieses Buches. Aber ich möchte es doch erwähnen. Zu den Angsterkrankungen zählt man die ausgeprägten *Phobien*, die schweren *Panikattacken* oder die *generalisierten Ängste*.[13] Gerade am Anfang ist es nicht immer einfach, zwischen einer eher harmlosen Angststörung und einer beginnenden Angsterkrankung zu unterscheiden. Eine klare und eindeutige Grenze gibt es in dieser Phase nicht.

Wenn Sie sich weiter damit auseinandersetzen wollen, finden Sie in den Fußnoten Empfehlungen für verständliche und hilfreiche Bücher.[14] **Bitte beachten Sie dabei aber**: Die *Behandlung* einer Angsterkrankung gehört aber auf jeden Fall in die Hände eines *Arztes oder Psychotherapeuten!*

---

13 Eine *Phobie* ist die Angst vor Dingen oder Situationen, vor denen man eigentlich überhaupt keine Angst haben müsste, z. B. vor Clowns oder Spinnen. Bei einer *Panikattacke* kommt es plötzlich und ohne ersichtlichen Grund zu starker Angst mit entsprechenden körperlichen Symptomen. Die Betroffenen deuten diese als gefährliche Krankheitszeichen, was die Angst immer weiter verstärkt. Bei Menschen mit einer *generalisierten Angsterkrankung* ist die Angst ein zermürbender Dauerzustand. Meistens wissen die Betroffenen nicht einmal wovor und warum sie sich ängstigen. Die inneren Nöte haben nichts mit tatsächlichen äußeren Problemen zu tun.

14 Borwin Bandelow: Das Angstbuch. Woher Ängste kommen und wie man sie bekämpfen kann. Reinbek: Rowohlt Verlag 2004.
Günter Niklewski, Rose Riecke-Niklewski: Ängste überwinden. Berlin: Stiftung Warentest 2009.

Signal 4: Träume

Träume sind Botschaften

Träume sind Botschaften des Unbewussten und damit *Signale der Seele*.[15] Durch sie haben wir einen direkten Zugang zu *den* Bereichen, die uns im Wachzustand normalerweise verschlossen bleiben. Der Traum ist wie ein Spiegel, in dem wir uns ohne Maske betrachten können: mit allen Wünschen, Hoffnungen, Freuden, Eigenarten, Leitmotiven und mit all unserer Angst, Sorge, Aggression, Verzweiflung, Resignation und Wut. Träume können Alarm schlagen, eine innere Not anzeigen oder auf Dinge hinweisen, die im Alltag bewältigt werden sollen. In diesem Sinn ruft der Traum auf, über das Leben nachzudenken und Dinge zu verändern.

Im Talmud heißt es *„Ungedeutete Träume sind wie ungeöffnete Briefe."* Warum sollen wir diese Briefe ungeöffnet liegenlassen? Wir können lernen, diesen großen Schatz an Informationen im Wachzustand zu erinnern und damit bewusst in das Leben einzubeziehen.

Bereits in der Bibel haben Träume einen besonderen Stellenwert. In ihnen spricht Gott zu den

---

15 vgl. C. G. Jung: Grundwerk. Band 5: Traumsymbole des Individuationsprozesses. Olten: Walter Verlag 1991.

Menschen und greift konkret in ihr Leben ein. So fordert er Maria und Josef zur Flucht auf, Petrus zur Mission der Nicht-Juden oder den Pharao, Gottes Volk freizulassen. Ich denke, Gott hat nicht nur zu den Menschen der Bibel in Träumen gesprochen. Diese Traumerfahrungen gibt es auch heute noch.[16]

Träume sind Meisterwerke

Viele Menschen stehen ihren Träumen sehr skeptisch gegenüber. Für sie ist der Traum *„ein sonderbares und fremdartiges Gebilde, das sich durch viele schlechte Eigenschaften, wie Mangel an Logik, zweifelhafte Moral, unschöne Gestalten und offensichtliche Widersinnigkeiten und Sinnlosigkeiten auszeichnet."* (C.G. Jung) Sie schenken ihnen keine Beachtung und behaupten gar, überhaupt nicht zu träumen. Die Schlafmedizin beweist: Jeder Mensch träumt.[17] Nur leider erinnern wir uns häufig nicht mehr an den Inhalt der Botschaften. Schlaf und Traum sind absolute Meisterwerke der

---

16 Reinhold Ruthe: Träume – Spiegel der Seele. Wie Sie Ihren Träumen auf die Spur kommen. Moers: Brendow Verlag 2004.
17 Reinhard Steinberg, Hans-Günter Weeß; Ralf Landwehr: Schlafmedizin. Grundlagen und Praxis. Bremen u.a.: Uni-Med-Verlag 2010. Helga Peter (Hrsg.): Enzyklopädie der Schlafmedizin. Heidelberg: Springer Verlag 2007.

Schöpfung und es handelt sich *nicht* um ein sinnloses Abfallprodukt des Lebens. Wir vergeuden dabei keine einzige Sekunde unserer wertvollen Zeit. Im Gegenteil: Unser Gehirn arbeitet währenddessen außerordentlich produktiv auf Hochtouren. Es geschehen viele Dinge, die unser Verstand gerne unterdrücken möchte. Wir bereiten z.B. Stimmungen vor, in denen wichtige Handlungen oder Aufgaben im Wachzustand angegangen werden sollen. Der Traum kann uns auffordern, gewisse zu erwartende Ereignisse und Entscheidungen nicht auf die leichte Schulter zu nehmen. Darüber hinaus träumen wir unsere tiefsten Wünsche, Bedürfnisse und Befürchtungen. Der Traum konfrontiert uns mit Problemen im Selbstwertgefühl oder Beziehungen und vielem mehr.

Der Traum erfüllt also wichtige Aufgaben für unser Leben. Auch er ist ein Teil unserer Realität. Der Traum ist nicht bedeutungsloser als das im wachen Zustand Erlebte. Der Traum ist ein Geschenk an uns. Wir sollten ihn daher genauer betrachten.

Medizinische Fakten
Im Schlaf durchlaufen wir mehrere Phasen, die für eine gesunde Entwicklung und für die Erholung eine wichtige Rolle spielen. Wird dieser Ablauf gestört, können wir ernsthaft krank werden. Eine

dieser Phasen ist der sogenannte *paradoxe Schlaf*. Hier träumen wir! Obwohl wir tief und fest schlafen, zeichnet das EEG (Elektroenzephalogramm) Hirnströme auf, die denen des Wachzustandes sehr ähneln. Der Blutdruck und die Pulsfrequenz steigen an. Zeitgleich sind Muskelzuckungen und schnelle Augenbewegungen (REM-Phase = rapid eye movements) zu beobachten. Da ist richtig was los in unserem Gehirn. Diese Traumphasen sind normalerweise fünf Mal in der Nacht zu beobachten und dauern zehn bis vierzig Minuten. Rechnet man die Zeit auf ein Menschenleben hoch, träumen wir bis zu 50.000 Stunden, d. h. 70 Monate oder 6 Jahre unseres Lebens. Diese Zeit ist nicht bedeutungslos – da bin ich mir sicher!

Verschiedene Arten von Träumen

Es gibt die *scheinbar belanglosen Träume*, in denen sich das, was wir nachts hören oder spüren, widerspiegelt. Wenn uns im Schlaf z. B. eine übervolle Blase quält, dann träumen wir solange, verzweifelt eine Toilette zu suchen, bis wir endlich aufwachen und tatsächlich dorthin gehen.

Wir verarbeiten konkret die *Eindrücke des vergangenen Tages*. Die dänische Schriftstellerin Inger Christensen hat das treffend so formuliert: *„Wir wissen sehr wohl, mit welcher Sicherheit wir uns* durch den Tag bewegen – aber es sollte uns bewusst sein – nachts bewegt sich der Tag mit der gleichen Vertrautheit durch uns."

Wir beschäftigen uns mit *aktuellen Problemen*, speziellen Ängsten, Schwierigkeiten und Lebensaspekten. Vielleicht werden sie uns erst durch den Traum bewusst, der uns so bei der Suche nach einem Ausweg hilft.

Es begegnen uns *typische Traummotive*, die jeder kennt, wie z. B. fliegen zu können, auf einen Berg zu steigen, nackt in der Öffentlichkeit herumzulaufen. Manchmal treffen wir auch „archetypische Gestalten" aus Märchen oder Mythen, z.B. den weisen alten Mann, die Schlange. Auch diese Motive beschreiben Seelenzustände.

Es gibt den von Zeit zu Zeit wiederkehrenden Traum. Den haben wir vornehmlich im jugendlichen Alter, aber gelegentlich erstreckt sich eine solche *Wiederholung* auch über mehrere Jahrzehnte. Hier sollte man genauer hinschauen. Sie machen auf ein ernstes Problem aufmerksam. Wenn sich solche Träume nicht irgendwann auflösen, sogar albtraumartige oder panische Züge bekommen, sollte man einen Fachmann aufzusuchen.

Und dann gibt es die *Träume mit einer großen Bedeutung*. Sie sind zwar selten, heben sich aber deutlich von den „normalen" Träumen ab. Sie sind intensiver, klarer, emotional sehr bewegend und brennen sich quasi in unser Bewusstsein ein. Sie sind manchmal nicht von einem Wacherleben zu unterscheiden. Ich nenne sie daher *Realträume*. Sie treten vor allen in Krisen und an Wendepunkten auf, wenn Entscheidungen oder Veränderung anstehen. So haben meine Frau und ich es im Rahmen der Leukämieerkrankung unserer Tochter erlebt. Das war wirklich beeindruckend. Und genau diese Art von Träumen hat mich auch veranlasst, das Thema im Buch aufzunehmen. Gerade diese *großen Träume* können zu einer konkreten Hilfe werden, wenn wir uns auf sie einlassen.

Teil 3: WAS KANN ICH TUN?

Umgang mit Krankheiten und Krankheitssymptomen

Den Umgang mit Krankheit – und das gilt auch für die Innere Erschöpfung und Ängste – kann man nicht auf wenigen Buchseiten umfassend darstellen. Das Er- und Durchleben solcher Phasen ist individuell sehr verschieden. Es geht mir hier nicht um Vollständigkeit und auch nicht um „richtig" oder „falsch". Es geht mir um eine ergänzende Sicht, neue Aspekte und alternative Herangehensweisen.

Tipp 1: Neue Blickwinkel zulassen

Alles, was uns daran hindert, das vertraute Leben weiterzuführen – Krisen jeglicher Art und eben auch Krankheiten – sehen wir zunächst als negativ an.[18] Sie stören und bringen den gewohnten Ablauf des Alltags ins Stocken. Aber genau das ist manchmal notwendig. Dadurch nehmen wir uns selbst oder eine krank machende Lebenssituation überhaupt erst wahr. Unser „System" – als Einheit aus *Körper, Bewusstsein und Unbewusstem* – nutzt daher genau diese körperlichen Symptome, um einen Prozess in uns anzustoßen.

---

18 Buchempfehlung: Christoph Glumm: Stark werden. Die Krisen des Lebens bewältigen. Wesel: Kawohl Verlag 2012.

Die negative Sicht auf Krankheiten, ist in den Patienten ebenso tief verwurzelt wie in uns Ärzten. Wir Mediziner wurden ausgebildet, die Fehlfunktionen und Krankheiten des Körpers aufzudecken und möglichst rasch zu beseitigen. Wir haben gelernt, *gegen* die Krankheit zu arbeiten. Das ist primär unser Job und das erwarten die Patienten von uns. Um dieses Ziel zu erreichen, stehen uns viele effektive Hilfsmittel zur Verfügung, und das ist natürlich auch gut so! Die Ärzte, die mit diesen technischen Neuerungen umgehen, genießen in unserer Gesellschaft höchstes Ansehen. Sie werden mit Recht geachtet und bewundert. Es ist schon eine hohe Kunst z. B. Organe zu verpflanzen.

In der Bewunderung für diese, im wahrsten Sinne des Wortes, *einschneidende Arbeit am Körper* spiegelt sich aber auch unser heutiges Denken über und unser Umgang mit Krankheit wieder. Im alten China war das anders. Da hatte *der* Arzt das höchste Ansehen, der Krankheit bereits im Vorfeld verhinderte, der Körper und Seele in Einklang brachte, der Zusammenhänge offenbarte, zum Hinterfragen animierte und dadurch dem Menschen half gesund zu werden und zu bleiben.

Könnte es nicht von Vorteil sein, den Blick auf Krankheiten in diesem Sinn wieder zu ändern bzw. zu erweitern, um dann mit den Symptomen *zusammenzuarbeiten*? Das klingt zunächst sicherlich ungewohnt und seltsam. Dennoch finde ich es durchaus hilfreich. Dieses Denken ist ja nicht neu, wenn auch in Vergessenheit geraten. Die Krankheitssymptome sind eben nicht *nur* Gegner, die es zu bekämpfen gilt, sondern auch *Botschafter der Seele* und damit unsere Verbündeten, um etwas Positives zu bewirken. Sie fordern auf, uns selbst zu hinterfragen: unsere Persönlichkeitsstruktur, Einstellungen, Gewohnheiten und Lebensumstände. Dadurch wachsen wir, verändern und entwickeln wir uns.

Tipp 2: Die Krankheit zulassen

Es gibt viele Krankheiten, die sich trotz aller Bemühungen nicht heilen lassen. Das ist sehr schwer zu ertragen. In diesem Fall ist es *besonders* wichtig mit der Erkrankung zusammenzuarbeiten. Wenn es an diesem Punkt nicht gelingt sie anzunehmen, dann zerbricht der betroffene Mensch.

Ich kenne Frauen und Männer, die in dieser Situation den Blickwinkel auf die Krankheit ändern konnten. Dieses Annehmen ist häufig ein langer und mühsamer Prozess. Er kann sich über Jahre hinziehen. Wenn dann irgendwann die Annahme gelingt, eröffnen die Krankheit und das Leid dem Betroffenen ganz neue Dimensionen. Er erkennt

Wahrheiten und entdeckt Bereiche in sich, die er als Gesunder verdrängt hätte. Die Krankheit wird für ihn zu einer Chance und zu einem Gewinn. Auch wenn eine körperliche Heilung ausbleibt, passieren sehr positive Dinge im Alltag: Man bekommt z. B. Kraft und Mut, jeden Tag neu das Leben zu bewältigen, den Moment bewusst zu leben und nicht im ständigen Sorgen um die Zukunft den Sinn und Wert im Hier und Jetzt zu verpassen. Das Leben wird dadurch tiefgründiger. Menschen mit solchen Schicksalen berichten, wie Gott an den Tiefpunkten ihres Lebens spürbar wurde, wie sich ihnen neue Horizonte und Erkenntnisse öffneten, die über dieses Erdenleben hinaus Bestand haben. Sie waren und sind *zufrieden* mitten in ihrer Krankheit, indem sie mit ihr *Frieden geschlossen haben*. Das ist kaum zu glauben, aber wahr!

Tipp 3: Fragen zulassen
Bei vielen Erkrankungen ist, Gott sei Dank, Heilung oder Linderung möglich. Wir können den Heilungsprozess unterstützen, indem wir mutig hinter die Fassaden unserer Symptome schauen und Fragen zulassen.
1. Frage:
Was will mir das Symptom ganz direkt und im wörtlichen Sinn sagen?

Viele Krankheiten und Symptome bringen ohne Umwege ihre Botschaften zur Sprache. Das durch ein Symptom in uns ausgelöste Gefühl ist dann „nur noch" in verständliche Worte zu übersetzen. Wir drücken mit unserer Körpersprache ein unbewusstes psychisches Problem aus, das wir uns bewusst nicht eingestehen möchten. Einfache Fragen helfen die Botschaften zu entschlüsseln:

Was macht mich so rasend, dass mein *Herz viel zu schnell schlägt* und der *Blutdruck steigt*?

Welcher Mensch regt mich so sehr auf, dass mir der *Kragen platzt*? In welcher Situation habe ich einen dicken *Klotz im Hals*?

Welche Aufgabe bereitet mir *Magenschmerzen*? Welche Kritik *will ich nicht mehr schlucken*?

Warum habe ich ständig *Schnupfen*? Wovon habe ich die *Nase voll*?

2. Frage:
Was will ich mit meinem Symptom vermeiden?
Es gibt Situationen, von denen wir unbewusst wissen, dass sie uns schaden und überfordern. Das gestehen wir uns aber nicht ein, weil es nicht zu unserem Denken und Anspruch passt oder von unserer Umgebung nicht akzeptiert würde. Auch hier können gezielte Fragen helfen, den Code zu knacken:

Hilft mir mein Symptom, einer bestimmten Situation oder einer Aufgabe aus dem Weg zu gehen?

Verschafft es mir eine Auszeit oder Erholungsphase, die ich mir unter „gesunden" Umständen niemals nehmen würde?

Hilft mir mein Symptom, eine Entscheidung zu treffen, zu der ich ohne die Krankheit nicht in der Lage gewesen wäre?

Ein Beispiel: Eine ältere Dame kam zum wiederholten Male mit unterschiedlichen Symptomen in meine Praxis. Diese traten immer dann auf, wenn sie zu ihrer Tochter und den vier Enkelkindern reisen wollte. Eigentlich ein freudiger Anlass. Doch meine Patientin erkrankte jedes Mal kurz vor der Abfahrt. Einmal war es eine fiebrige Grippe, dann ein heftiger Wadenschmerz, beim nächsten Mal kam ihr ein stürmischer Brechdurchfall in die Quere. Die Dame war darüber sehr betrübt, denn sie liebte ihre Tochter und die Enkelkinder über alles.

Nach der dritten Absage begannen wir, die Situation zu hinterfragen. Es stellte sich heraus, dass meine Patientin im Haushalt der Tochter komplett in deren Arbeitsalltag eingespannt war. Das war immer schon so gewesen. Meine Patientin half gerne, wollte sich „nützlich" machen, dadurch die Tochter entlasten und die Enkelkinder verwöhnen.

Das war für sie selbstverständlich. Mittlerweile fehlten der fast Achtzigjährigen aber die Kräfte. Nur: Das konnte sie sich nicht eingestehen. Viele Sprechstundentermine waren notwendig, bis die alte Dame das akzeptierte und den Mut fand, ehrlich mit ihrer Tochter darüber zu sprechen. Wie zu erwarten, reagierten alle Beteiligten sehr verständnisvoll. Keiner war meiner Patientin böse. Man stellte sich auf die veränderte Situation ein und die Reisen gelangen von nun an ohne Zwischenfälle.

3. Frage:
In welcher Situation trat das Symptom zum ersten und wann zum wiederholten Mal auf?

Wenn es gelingt, eine bestimmte Situation ausfindig zu machen, in der ein Symptom – ausgelöst durch ein *Problem*, einen *Konflikt*, eine *schwierige Konstellation im Beruf* oder ein *beängstigendes Ereignis* in der Familie – zum ersten Mal auftrat oder wiederholt auftritt, kann das der Schlüssel zum Verständnis sein. Dadurch erkennen wir, welche Lebensumstände uns belasten und wo wir etwas verändern müssen.

Ein eigenes Beispiel: Vor einigen Jahren stand ich eines Tages in meiner Praxis und konnte nicht mehr laufen. Mein linkes Bein lahmte. Die Muskeln versagten ihren Dienst. Wochen zuvor hatte es mit einem leichten Kribbeln im Unterschenkel begonnen, das sich langsam steigerte. Ich schenkte diesem Symptom aber keine Beachtung. Ich hatte auch gar keine Zeit darüber nachzudenken, da die Aufgaben der Praxis sämtliche Kraft und Aufmerksamkeit in Anspruch nahmen. Ich hatte gar nicht bemerkt, wie mir die Arbeit über den Kopf gewachsen war und auch nicht begriffen, dass die Jahre mit der schweren Leukämieerkrankung unserer Tochter viele Kraftreserven verbraucht hatten. Meine Batterien waren leer. In den Monaten davor hatte ich alle Frühsignale meines Körpers überhört. Ich hatte meine allgemeine Unzufriedenheit übergangen, den *Montagsblues* verdrängt, der mir bereits am Wochenbeginn sämtliche Kraft raubte und weder meinen aggressiven und zynisch gereizten Umgang mit den Menschen noch die wachsenden Zukunftsängste beachtet.

Aber jetzt stand ich da und konnte nicht mehr laufen! Ein sehr deutliches Signal! Ich musste reagieren. Aber alle Untersuchungsbefunde erklärten meinen Zustand nicht. Ich musste mir also eingestehen, dass es ein psychosomatisches Symptom war. Dass *mir* so etwas widerfahren konnte, rüttelte an meinem Selbstbild. Aber die Botschaft war deutlich: *„So kann es nicht weiterlaufen. Ändere etwas!"*

Und ich habe seitdem einiges geändert: Mein Denken, meine Einstellung und einige organisatorische Dinge am Arbeitsplatz. Ich durfte dadurch einiges über mich und das Leben lernen. Das war sehr hilfreich.

Umgang mit Innerer Erschöpfung

Tipp 1: Verlassen Sie die Opferrolle

Ein Opfer fühlt sich handlungsunfähig. Es beobachtet passiv, was andere mit ihm machen. Ein Opfer fühlt sich schwach und wehrlos. Das blockiert sein Denken und jegliche Art von Eigeninitiative.

Im vorangegangen Kapitel habe ich Ihnen von *meiner* Inneren Erschöpfung berichtet. Es dauerte Monate bis ich in der dritten Phase angekommen war. Die meisten der im Sieben-Phasen-Modell (S. 58/59) beschriebenen Gefühle und Befindlichkeitsstörungen habe ich durchlebt, bis hin zum Auftreten eines psychosomatischen Krankheitssymptoms. Das hat mich in besonderer Weise erschreckt. Gleichzeitig rüttelte es mich aber auch wach. An dem Tag, als ich *mein* Symptom schließlich als ein Signal *meiner* Seele akzeptieren konnte, gab ich mir folgenden Befehl: *Ändere dich selbst und deine Einstellung zu den Dingen, der Umwelt und den vermeintlichen Sachzwängen – und zwar sofort, nicht morgen und auch nicht vielleicht!* Das bedeutete ganz praktisch: nicht weglaufen, sondern an sich und, wo es möglich war, an den Umständen zu arbeiten. Arbeiten bedeutete Anstrengung, Ideen zu entwickeln und verlangte Kraft, die ich eigentlich nicht hatte. Es bedeutete auch, Verantwortung für mich und das eigene Leben zu übernehmen und nicht andere oder bestimmte Umstände für den Schlamassel verantwortlich zu machen.

Ändert man sich in dieser Weise, passiert etwas ganz Schreckliches: Plötzlich ist da keiner mehr, dem man die Schuld in die Schuhe schieben kann. Das ist natürlich nicht einfach, denn wer gibt schon gerne zu, falsche oder keine Entscheidungen getroffen zu haben. Doch dieser Weg schien, wenn auch schmerzhaft, erfolgreich zu sein.

Es war bereits ein sehr gutes Gefühl, nicht mehr antriebslos ängstlich abwarten zu müssen, was als nächstes geschehen würde. Das ist ein wichtiger Aspekt. Es wirkt befreiend, die Zügel in die Hände zu nehmen. Ein Mensch fühlt sich deutlich besser mit der inneren Gewissheit, etwas gegen die schlechte Situation unternehmen zu können. An diesem Punkt wusste ich noch nicht, in welche Richtung es gehen würde, aber ich hatte neuen Mut und den Eindruck etwas ändern zu können. Das Gefühl der Hilflosigkeit wurde schwächer.

Ich war innerlich bereit, Schritte auf diesem Weg zu wagen. Mit einer positiven Erwartung plante ich, von nun an mit offenen Augen durch meinen Alltag zu gehen und nach Lösungen Ausschau zu halten. Ich bat Gott mich zu begleiten und mir dabei hilfreich unter die Arme zu greifen. Ich machte mir bewusst, dass *Er* wirklich da ist – so wie die Luft, die uns ständig umgibt und ohne die wir nicht lebensfähig sind.

Tipp 2: Schaffen Sie feste Zeiten der Ruhe

Loslassen und Pausen einlegen – das gelingt den Menschen immer weniger. Dabei sind regelmäßige Ruhephasen so wichtig! Die von uns geschaffenen Zeitinseln, in denen nichts geschieht und in denen wir wirklich abschalten können, dienen dem Leben. Wann und wie sollten wir sonst in uns *hineinhorchen*, um wahrzunehmen, was mit und in uns los ist. Das Unbewusste benötigt einen Rahmen, indem es uns seine Botschaften bewusst machen kann. Beim Erschaffen dieser *Zeitinseln* helfen Rituale, die wir in den Tagesablauf integrieren, in denen wir feste Momente der Ruhe einplanen, dort die Seele öffnen und ein Gebet sprechen. So entstehen Oasen in der Wüste des Alltags, in denen wir neue Kraft tanken und die Gedanken auf das Wesentliche richten. Hierfür bietet sich der

Ganz persönlich

Es gibt Phasen im Leben, da meinen wir, wir müssten alles ohne Hilfe schaffen. Wir fühlen uns von den Menschen verlassen und empfinden den Alltag als einen unbezwingbaren Gegner. In solchen Momenten der Dunkelheit, wenn die Zweifel übermächtig werden und die Kräfte schwinden, sollte uns bewusst sein: Gott lässt uns nicht alleine! Auch wenn unsere Sinne ihn in dieser Situation nicht fassen können, ist er dennoch da.

Du bist da

Du bist da,
so wie der Wind, den man nicht sieht,
dennoch bewegt er große Wolken
und trägt Schiffe übers Meer.
Du bist da,
so wie die Luft, die uns umgibt.
Ohne sie gäbe es kein Leben.
Der Planet wär tot und leer.

Du bist da,
auch wenn Zweifel in mir wächst,
wenn Angst mich quält, weil ich nicht versteh.
Du bist da.
auch wenn ich kraftlos bin
und mutlos keinen Ausweg für mich seh.

Du bist da,
so wie die Sonne am trüben Tag,
nicht zu sehen hinter Wolken
strahlt sie doch mit voller Kraft.
Du bist da,
so wie das Leben im Samenkorn,
so klein und doch ein Wunder,
wie es großes Neues schafft.

Du bist da,
voller Leben, voller Macht,
und Hoffnung wächst.
Dein Licht strahlt in der Nacht.
Du bist da,
so wie der Wind, den man nicht sieht,
dennoch bewegt er große Wolken
und trägt Schiffe übers Meer.

Morgen an, bevor wir in den Tag starten. Oder der Abend, um die vergangenen Stunden zu überdenken, mit sich selbst und den Mitmenschen Frieden zu schließen, um dann in einen ruhigen Schlaf hinüberzugleiten. Wenn wir nur einige Minuten pro Tag für diese Reise „in unser Inneres" reservieren, wird das viel Positives bewirken. Der Blick auf uns selbst, auf das Leben und die uns umgebende – sichtbare, aber auch unsichtbare – Wirklichkeit wird sich wandeln.

Durch eine geänderte Sichtweise können selbst vermeintlich lästige Vorkommnisse plötzlich zu kleinen Krafttankstellen werden. An einer roten Ampel kann ich mich ärgern oder über die geschenkten Minuten freuen, ein Musikstück von der CD genießen, ruhig werden, mein Bewusstsein auf die in mir fließenden Gedanken richten, ein kurzes Gebet in den Himmel schicken und danach positiv gestimmt weiterfahren. Es kommt viel auf uns selbst, unsere Gedanken und Einstellungen an, wie wir den Tag erleben.

Tipp 3:
Ändern Sie Ihre Einstellungen
und Ihre Verhaltensmuster
1. *Schrauben Sie die eigenen Ansprüche* und Erwartungen wieder *auf ein realistisches Maß zurück.*

2. Machen Sie Ihre Anerkennung und Ihr *Selbst-wertgefühl* nicht mehr nur von der Leistung abhängig.

3. *Optimieren Sie das Selbst- und Zeitmanagement.* Hinterfragen Sie die vermeintlichen Prioritäten des Alltags. Ist wirklich jeder Termin wichtig? Muss jede Anfrage immer und sofort erledigt werden? Darf nicht auch mal etwas ausfallen, wenn es nicht Wert ist, dafür die eigene Erholungszeit zu opfern? Hinter dem Gefühl der Zeitnot steht häufig eine ganz andere Angst und der einzige Ausweg ist, sie zu erkennen (siehe Innere Erschöpfung, Kennzeichen 4).

4. *Klären Sie Ihre eigene Rolle.* Stellen Sie sich folgende Fragen: Wo liegen meine Werte? Was ist mir wichtig? Was sind meine Stärken? Was sind realistische Entwicklungsziele?

5. *Reaktivieren Sie Ihre Hobbys.* Nehmen Sie sich Zeit für Freunde und pflegen Sie soziale Kontakte. Machen Sie bewusst Dinge, die Ihnen Spaß machen.

6. *Installieren Sie ein „Erschöpfungsfrühwarn-system".* Das funktioniert folgendermaßen: Reservieren Sie einen Termin pro Woche nur für sich und Ihre Entspannung. Das kann eine Musikprobe sein, ein Leseabend, ein Kurs, eine sportliche Aktivität oder sonst etwas. Immer

wenn Sie nun in die Versuchung kommen diesen Termin mit etwas Stressigem, z. B. Arbeit, zu belegen, ist das ein Alarmsignal. Dann wissen Sie: Jetzt ist ein kritischer Punkt, jetzt sind Sie gefährdet und gerade jetzt sollten Sie Ihren Termin unbedingt wahrnehmen.

7. *Achten Sie auf die Signale der Seele.* Nehmen Sie körperliche Symptome, Ängste, Träume, Ahnungen, Bauchgefühle, Erschöpfung oder einen immer wiederkehrenden „Montagsblues" bewusst als Botschaften der Seele wahr. Suchen Sie nach deren tiefer liegenden Aufgaben.

8. *Verlassen Sie die negative Gedankenspirale.* Denken Sie positiv. Entwickeln Sie einen Plan, eine individuelle Vision oder eine persönliche Mission für Ihr Leben. Integrieren Sie die eigenen Werte in den Alltag und akzeptieren Sie dabei Ihre Grenzen.

9. *Werden Sie aktiv und lassen Sie eigenverantwortlich diese neue Wirklichkeit lebendig werden.* Genießen Sie bewusst das neue Lebensgefühl. Erhalten Sie es durch Gelassenheit und Achtsamkeit. Integrieren Sie Entspannung und Gebet als feste Rituale in den Alltag. Haben Sie Freude am Dasein.

10. *Leben Sie bewusst in der eigenen Zeit.* Gerade auch im Beruf: Arbeiten Sie im eigenen Tempo.

Umgang mit Ängsten

Gott sei Dank müssen wir auch die Angst und Sorgen nicht still erdulden. Auch hier können wir aktiv werden. Wir können gegen sie angehen, sie abtrainieren und überwinden. Hier zusammenfassend *sechs praktische Vorschläge:*

Tipp 1:
Machen Sie sich bewusst, dass die Symptome der Angst an sich völlig normale Körperreaktionen sind und zum menschlichen Leben dazugehören wie die Luft zum Atmen. Sie sind nicht Ausdruck einer körperlichen Erkrankung. Wenn wir diesen natürlichen und sinnvollen Mechanismus erkennen, dann durchschauen und entmachten wir die Angst. Wir nehmen ihr dadurch den Schrecken!

Tipp 2:
Harmlose Ängste und kleinere Befindlichkeitsstörungen haben daher keine besondere Bedeutung. *Nehmen Sie die Angststörung nicht ernst und gehen Sie zum Alltagsgeschäft über.* Das hört sich zu einfach an? Sicherlich, aber auch das funktioniert! Gerade in der Anfangsphase – bevor sich die Ängste bei uns häuslich niederlassen – ist man mit diesem Verhalten erfolgreich.

Tipp 3:

Machen Sie sich bewusst: *Selbst eine scheinbar schwerwiegende Panikattacke bringt Sie nicht um.* Ihr Herz wird nicht stehen bleiben. Das Gehirn bekommt keinen Schlaganfall. Sie werden auch nicht ersticken und schon gar nicht ohnmächtig werden. Im Gegenteil: Ihr Körper läuft in solchen Momenten auf „Alarmstufe rot" und ist im Gehirn hochleistungsmäßig aktiviert. Und das alles, obwohl überhaupt keine wirkliche Gefahr droht! Das ganze Problem spielt sich im Kopf ab. Haben Sie keine Angst vor der Angst.

Tipp 4:

Lassen Sie nicht die Angst über das Leben, sondern das Leben über die Angst bestimmen!
Richten Sie Ihre Alltagsaktivitäten nicht nach den Ängsten aus. Nehmen Sie keine Umwege in Kauf, um bestimmte Situationen zu vermeiden. Sagen Sie keine Veranstaltung ab, aus Angst in der Menge Angst zu bekommen. Unterlassen Sie keine Dinge, die Spaß machen aus Angst vor Überlastung. Gerade in dieser Phase ist es wichtig, auch die schönen Momente des Lebens zu sehen und zu genießen. Dadurch verschwindet der einengende und auf das scheinbar nur Negative fokussierte Tunnelblick.

Tipp 5:

Wenn Sie mit Angst vor allen möglichen Situationen aufwachen, dann *schreiben Sie doch einmal über den Tag alle Dinge auf, die Ihnen Angst machen*: „Ich werde zu spät kommen und schrecklichen Ärger bekommen. Ich werde meine Kunden nicht zufriedenstellen und es wird Beschwerden hageln. Heute werden mir die einfachsten Dinge misslingen." Abends ziehen Sie dann Bilanz. Sie werden feststellen, wie grundlos Ihre Ängste sind. Bereits nach wenigen Tagen hilft diese Erkenntnis, den inneren Druck abzubauen. Die *Angst im Kopf* muss sich der Wirklichkeit geschlagen geben.

Tipp 6:

Wenn die Angst kommt, dann sprechen Sie mit Gott! Bereits morgens können Sie alles, was Sie bedrückt an Ihn abgeben. *Beten Sie um neuen Mut, um Kraft und um Gottes spürbare Unterstützung an jedem einzelnen Tag.* Er weiß, wovon Sie reden. Er kennt die Angst, denn er hat sie durch Jesus Christus als Mensch durchlitten. Er weiß auch, dass wir Menschen die Angst nur überwinden werden, wenn wir durch ihre Tiefen hindurchgegangen sind. Genau dabei will er helfen und sagt: *„In der Welt habt ihr Angst; aber seit getrost, ich habe die Welt überwunden." (Johannes 16,33)*

Umgang mit Träumen

Träume wieder zulassen

Wenn Sie Träume im Alltag nutzen möchten, ist der erste Schritt die innere Bereitschaft, Träume zuzulassen. Wir sollten sie nicht als seelisches Abfallprodukt abtun und verdrängen, sondern als Botschaft des Unbewussten akzeptieren. In einem zweiten Schritt lernen wir, aufmerksamer mit ihnen umzugehen.

Manchmal, wenn wir mitten in der Nacht erwachen, ist uns ein Traum glasklar vor Augen. Morgens nach dem Aufstehen scheinen die Einzelheiten jedoch wie weggeblasen. Dann denken wir nicht weiter darüber nach und die Inhalte sind verloren. Deswegen legen sich manche Menschen Papier und Bleistift neben das Bett und schreiben nachts wichtige Einzelheiten ihrer Träume auf. Wieder andere gehen die ganze Sache systematisch an. Sie führen jeden Morgen ein *Traumbuch,* also das Gegenstück zum Tagebuch. So entsteht im Laufe der Zeit eine beachtliche Sammlung von Erfahrungen, die sie im unbewussten Teil ihrer Realität gemacht haben. Zusammen mit den Wacherlebnissen verschafft das eine umfassende Einsicht in die gesamte Lebenswirklichkeit. Das ist sehr interessant und aufschlussreich. Wenn wir uns auf dieses Abenteuer einlassen, werden sich ganz neue Horizonte öffnen.

Die eigene Auslegung zählt

Die Traumdeutung ist schwierig. Vor allem, wenn man den Traum eines anderen Menschen auslegt. Hier muss man nicht nur in der menschlichen Psyche allgemein gut zu Hause sein, sondern vor allem den träumenden Menschen selbst vor Augen haben. Beim eigenen Traum sind wir das zum Glück höchstpersönlich. Dafür haben wir ein anderes Problem: Wir müssen sehr ehrlich mit uns sein, um die Symbole, Bilder und Erlebnisse des Traumes hilfreich analysieren zu können. Das ist auch nicht immer einfach.

Jeder von uns hat seine *eigene Traumsprache* und seine Gefühle bezogen auf die im Traum vorkommenden Bilder, Symbole und Erlebnisse. Es macht also wenig Sinn die Bedeutung der Begriffe in einem der vielfach erhältlichen Lexika der Traumdeutung nachzuschlagen. Die Erklärungen dort müssen nicht zwingend zu uns passen. Es kann zum Beispiel sein, dass eine Dünenlandschaft für den einen absolute Entspannung bedeutet, für den anderen aber Angst, höchste Gefahr und Tod, wenn dieser als Soldat in den Dünen die Invasion der alliierten Truppen miterlebt hat.

Den Traum hinterfragen

Es macht Sinn, den Traum zunächst einmal ganz wörtlich zu nehmen. Vielleicht zeigt er aktuelle Konfliktsituationen oder Beziehungen, die uns belasten. Vielleicht gibt er uns sogar konkrete Hinweise, wie ein Problem zu lösen ist. Wenn die Botschaft nicht so einfach zugänglich ist, sollten wir sie hinterfragen. Dabei ist immer entscheidend, welche Gefühle und Stimmungen die einzelnen Orte, Symbole, Bilder und Erlebnisse in *uns* hervorrufen. Man kann sich folgende Fragen stellen:

Welches *Grundthema* hat der Traum? Versuchen Sie es in ein oder zwei Sätzen zu formulieren. Gerade bei langen und komplizierten Träumen ist die Beantwortung dieser Frage sinnvoll.

Welches *Grundgefühl* zieht sich durch den Traum? Ist es Trauer, Hilflosigkeit, Resignation, Angst, Panik, Lähmung oder Freude, Lebenslust, Vertrauen, Hoffnung und Liebe?

Gibt es bestimmte *Traumsymbole*, die dieses Grundgefühl hervorrufen bzw. unterstützen? Wie erlebe ich im Traum die Umgebung, die Farben, spezielle Dinge oder Gegenstände? Warum ruft ein bestimmtes Symbol dieses besondere Gefühl in mir hervor? Gibt es Erlebnisse oder aktuelle Begebenheiten, die das erklären könnten?

Wie sehe ich im Traum die *Menschen*? Was empfinde ich ihnen gegenüber? Fühle ich mich angezogen oder abgestoßen? Ist ein harmonisches und verständnisvolles Gefühl vorherrschend oder eher Wut, Verletzung und Streit? Zeigt der Traum Lebens- und Beziehungskonflikte, die auch im wahren Leben bestehen? Oder beschreibt er Konflikte, die im Alltag (noch) gar nicht vorhanden sind? Welche Angst verbirgt sich dann dahinter? Was könnte ich im Vorfeld ändern? Da die meisten Probleme im Leben Beziehungsprobleme sind, ist gerade dieser Punkt sehr wichtig.

Welche *Ziele* verfolgen Sie im Traum? Suchen Sie Schutz und Nähe oder wollen Sie herrschen? Sind sie zerstörerisch oder aufbauend? Aktiv oder passiv? Wollen sie angreifen oder sich zurückziehen? Leiden Sie oder fügen Sie Leid zu?

Welche *konkreten Schlüsse* ziehen Sie aus Ihrem Traum? Gibt es Schritte, die daraus folgen? Beeinflusst der Traum eine Entscheidung? Gibt es spezielle Maßnahmen, die der Traum in Gang setzen könnte?

Mit diesen Gedanken zu den Träumen möchte ich das Thema abschließen. Vielleicht konnte ich Ihre Neugier wecken, die eigenen Träume noch einmal mit anderen Augen zu betrachten? Es würde mich freuen.

Damit sind wir auch schon am Ende des Buches angekommen. Ich danke Ihnen, dass Sie sich die Zeit genommen haben, mit mir zusammen die *Signale der Seele* zu betrachten. Das mir dieses Thema sehr am Herzen liegt, war hoffentlich spürbar. Es hat so eine große Bedeutung für unser Leben. Tagtäglich sehe ich es bei den Menschen in meiner Praxis.

Ich wünsche Ihnen viel Erfolg beim Entschlüsseln Ihrer Seelenbotschaften und Gottes spürbaren Beistand in Ihrer speziellen Lebenssituation.

Werden Sie stark durch die Signale der Seele!

Literaturhinweise

Bandelow, Borwin: Das Angstbuch. Woher Ängste kommen und wie man sie bekämpfen kann. Reinbek: Rowohlt Verlag 2004.

Burisch, Matthias: Das Burnout Syndrom. Theorie der inneren Erschöpfung. Berlin, Heidelberg: Springer Verlag, 2010.

Dahlke, Rüdiger: Krankheit als Sprache der Seele. Be-Deutung und Chance der Krankheitsbilder. München: Goldmann 2008.

Ehlhardt, Siegfried: Tiefenpsychologie. Eine Einführung. Stuttgart: Kohlhammer Verlag 2011.

Freudenberger, Herbert J. u. Geraldine Richelson: Ausgebrannt. Die Krise der Erfolgreichen. München: Kindler Verlag 1982.

Glumm, Christoph: Stark werden. Krisen des Lebens bewältigen. Wesel: Kawohl Verlag 2012.

Glumm, Christoph: Wenn das Leben kopfsteht. Friesenheim: mediaKern 2010.

Hüther, Gerald: Die Macht der inneren Bilder. Wie Visionen das Gehirn, den Menschen und die Welt verändern. Göttingen: Vandenhoeck & Ruprecht 2004.

Jung, Carl G.: Erinnerungen, Träume, Gedanken von C.G. Jung. Aufgezeichnet und herausgegeben von A. Jaffé. Olten / Freiburg i. Br.: Walter Verlag 1992.

Jung, Carl G.: Grundwerk. Band 5: Traumsymbole des Individuationsprozesses. Olten: Walter Verlag 1991.

Jung, Carl G.: Das C.-G.-Jung-Lesebuch. Ausgewählt von Franz Alt. Zürich / Düsseldorf: Walter Verlag 1998.

Niklewski, Günter u. Rose Riecke-Niklewski: Ängste überwinden. Berlin: Stiftung Warentest 2009.

Peter, Helga (Hrsg.): Enzyklopädie der Schlafmedizin. Heidelberg: Springer Verlag 2007.

Ruthe, Reinhold: Krankheiten – Signale der Seele. Wie Symptome des Körpers gedeutet werden können. Moers: Brendow Verlag 2001.

Ruthe, Reinhold: Träume – Spiegel der Seele. Wie Sie Ihren Träumen auf die Spur kommen. Moers: Brendow Verlag 2004.

Schall, Traugott U.: Erschöpft – müde – ausgebrannt. Überforderung und Resignation. Würzburg: Echter Verlag 1993

Schröder, Jörg-Peter: Wege aus dem Burnout. Möglichkeiten der nachhaltigen Veränderung. Berlin: Cornelsen Verlag 2006

Seligmann, Martin E.P.: Erlernte Hilflosigkeit. Weinheim: Beltz Verlag 1999.

Søren Kierkegaard: Der Begriff Angst. Stuttgart: Reclam 1992.

Steinberg, Reinhard u. Hans-Günter Weeß; Ralf Landwehr: Schlafmedizin. Grundlagen und Praxis. Bremen u.a.: Uni-Med-Verlag 2010.

Tietze, Henry G.: Organsprache von A-Z. Durch Körpersymptome seelische Probleme erkennen und behandeln. München: Droemer Knaur Verlag 2000.

Danksagung

Ich danke meiner Frau und meinen Kinder. In den ver-gangenen Monaten waren sie sehr geduldig mit mir. Sie gaben mir Zeit, die Bücher zu schreiben und an meinen Liedern zu arbeiten. Auch hatte ich den Freiraum wäh-rend der Sommerferien (!) 2011 im Tonstudio die CD aufzunehmen.

Dem Kawohl Verlag danke ich für die konstruktive und vertrauensvolle Zusammenarbeit bei diesem Buch-CD-Projekt. Mein Dank geht an Jürgen Dörr für das Lektorieren, die guten Einfälle und das gelungene Layout.

Hansi Scharnowski sage ich Dank für den großen per-sönlichen Einsatz und die vielen Ideen in der Zeit vor, während und nach der CD-Produktion. Durch sein mu-sikalisches Können und Einfühlungsvermögen wurden meine Lieder lebendig!

Dr. Christoph Glumm

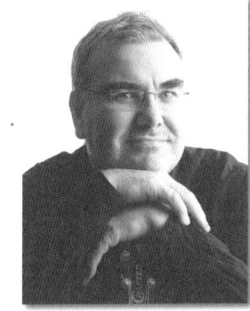

Jahrgang 1962, ist Facharzt für Allgemeinmedizin und Geriatrie (Altersheilkunde). Nach 10-jähriger Klinikzeit als Stations- und Oberarzt ist er seit 2001 in eigener Hausarztpraxis niedergelassen. Er ist verheiratet, hat 3 Kinder und lebt mit seiner Familie im Bergischen Land.

Seine geistlichen Wurzeln liegen in der evangelisch-frei- und landeskirchlichen Jugendarbeit, die er u. a. musikalisch aktiv mitgestaltet hat. In den 80er Jahren spielte er mit verschiedenen Bands auf zahlreichen kirchlichen Veranstaltungen.

1996 erkrankte seine damals einjährige Tochter an Leukämie. Unter anderem hat ihm das Schreiben von Liedern geholfen diese schwere Lebensphase zu bewältigen. Seine Texte erzählen davon, wie es sich lebt, wenn Gott im Alltag scheinbar verborgen bleibt und sich alles verändert, was bisher wichtig war.

In der Buchreihe „Stark werden ..." verbindet er sein eigenes Erleben mit fachlicher Kompetenz zu sehr persönlichen Ratgebern.

Das Wichtigste auf einen Blick

1. Körper und Seele sind eine Einheit.
   Das eine wirkt immer auf das andere.

**2. Das Bewusstsein ist eine kleine Insel
   im Meer des Unbewussten.**
   Es ist sein Produkt und nur scheinbar
   der wichtigere Teil.

**3. Jeder Mensch hat seinen
   unbewussten Realitätsrahmen.**
   Mit ihm bewerten, verarbeiten und speichern
   wir alle bewussten Sinneseindrücke.

**4. Die Welt ist nicht so wie sie ist,
   sondern wie wir meinen
   und gelernt haben sie zu sehen.**
   Das erklärt viele zwischenmenschliche
   Probleme.

**5. Krankheiten, Innere Erschöpfung, Ängste
   und Träume sind Signale der Seele.**

6. **Signale der Seele sind Botschaften des Unbewussten.**
   Sie weisen auf Störungen
   im „Körper-Seele-System" hin.

7. **Krankheit und Innere Erschöpfung sind Lebenskrisen.**
   Als Wendepunkte können sie
   zu einer Chance werden.

8. **Das Gefühl der Hilflosigkeit ist ein Kopfproblem.**
   Wir können immer etwas tun:
   denken, handeln und Gott um Hilfe bitten.

9. **Angst ist eine normale Körperreaktion.**
   Haben Sie keine Angst vor den Angstsymptom.
   Lassen Sie nicht Ihr Leben davon bestimmen.

10. **Der Traum ist der Spiegel der Seele.**
    Eine ehrliche Betrachtung
    verändert unser Leben.

Stark werden

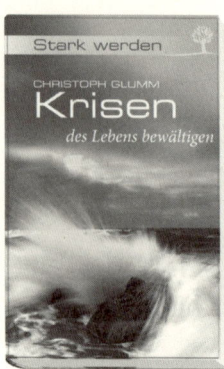

Christoph Glumm
Krisen des Lebens bewältigen
Krisen gehören zum Leben dazu – und
das ist gut so. Denn in jeder Krise
begegnet Ihnen eine Chance! Mit
dieser Sichtweise können Sie so manch
bedrückende Situation mit frischem
Mut bewältigen. Wie in seiner Praxis
begleitet Dr. med. Glumm Sie durch
die schwierigen Fahrwasser und
lässt Sie teilhaben an seiner eigenen
Lebenserfahrung. Viele hilfreiche
Anregungen für jeden Schritt auf dem
Weg zu neuen Perspektiven!
ISBN 978-3-86338-000-7

Christoph Glumm
Auf meinem Weg
Songs vom Leben
Die Höhen und Tiefen des Lebens
formen unsere Seele. Sie machen
uns zu der Persönlichkeit, die wir
sind. Die Lieder auf dieser CD
erzählen wie Tagebucheinträge
von Gedanken und Erlebnissen.
Ungeschminkt, aufrichtig,
authentisch. Sehr vielseitig und

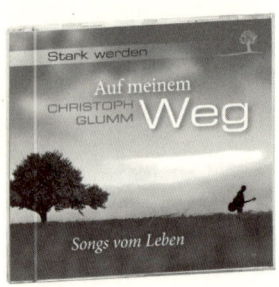

mit vielen bekannten Musikern singt Christoph Glumm davon, was
ihn selbst trägt und stark macht. Mal kantig und rau, mal heiter und
gefühlvoll. So, wie das Leben eben spielt.   ISBN 978-3-942781-14-5

*„Hier hat ein neuer deutscher Singer-Songwriter aus dem Stand fun-
kelnde Pop-Balladen und unvergesslich mitsingbare
Hitmelodien geschaffen."*
                                                    Andreas Malessa